放射線科専門医試験のための

# 知っておきたい
# 放射線治療学
―― 基礎と臨床 ――

## 山下英臣
東京大学医学部放射線医学教室

株式会社 新興医学出版社

# 序　文

　医師となっても，試験はつきものである。

　そして放射線科専門医試験（旧 放射線科認定医試験）は，放射線科各分野の専門医を目指す者がその前段階として受ける試験である。

　『放射線科認定医試験』から『放射線科専門医試験』と名称が変わる予定である。

　他科・他分野の医療スタッフにはなかなか認知されていないことではあるが，診断医・核医学医・治療医はそれぞれ専門が大きく異なり，同じ科だからといってすべてを網羅し理解することは大変難しい。

　しかしながら，放射線科専門医試験は各分野の専門の道を究める前に受けるものであり，出題者としては，放射線科医としてここは是非抑えておいてほしいという気持ちで各分野の問題を作成しているはずである。

　本書は，放射線科医を目指すすべての者を読者対象とし，放射線治療に関する過去問を通して，現在行われている放射線治療の基本を理解する一歩となれば，そして試験に合格するための一助となればと考えて作成した。

　また，そこから少し広げた解説を付けることで，これから放射線治療医を目指す者にとっても放射線治療の理解をさらに深めて頂ければと考えた。

　勿論，試験を受ける側にとっては受かることが最大の目的である。このことを十分に考慮し，当書では過去問を丁寧に解説することを心掛けた。このためこれらの解説を理解していただければ，違う切り口の問題にも対応可能になるだろう。

　従来の過去問集との違いを挙げるとするならば，当書の最大の特徴は過去問を分野別に分類したことである。同じ分野に関する問題パターンをいくつもまとめて学ぶことができると同時に，どういった問題が過去何度も（形を微妙に変えることはあっても）出題を繰り返されているのか，すなわち重要なのかということが自然とわかるだろう。逆に過去に1回しか出題されなかったような比較的重要でない（かもしれない）問題も分かるという仕組みである。

　そして重要なポイントであるにもかかわらず本書ではあまり言及できなかった内容として，2010年からUICC-TNM分類は第7版に改訂され，食道癌，胃癌，肺癌，前立腺癌などに大きな改訂が加えられた。2010年8月の試験ではTNM分類は従来の第6版に準拠していたが，2011年の試験からは新しい第7版を準拠する予定となっているので，注意が必要である。

　今後ますます高齢化が進むに従って，さらにがん患者が増加し，放射線治療の重要性も増すであろう。そういった中で，本書が皆さんの放射線治療の理解を深めるわずかばかりの助けとなること，そして皆さんが近い将来わが国の放射線科の未来を担うよう羽ばたいていかれることを切に願う。

2011年3月

東京大学医学部放射線医学教室
山下　英臣

# 放射線科専門医試験のための
# 知っておきたい放射線治療学
# 目　次

序　文 ............................................................................................................. iii
本書の構成 ...................................................................................................... vi

## 総　論
- 総論で用いる主な略語一覧 ―――――――――――――――――― 2
- A　治療計画 ――――――――――――――――――――――― 3
- B　化学放射線療法 ―――――――――――――――――――― 7
- C　生物学 ―――――――――――――――――――――――― 9
- D　物理学 ――――――――――――――――――――――― 32
- E　管理技術 ―――――――――――――――――――――― 41
- F　その他 ――――――――――――――――――――――― 44

## 各　論
- 各論で用いる主な略語一覧 ――――――――――――――――― 48
- A　中枢神経 ―――――――――――――――――――――― 49
- B　頭頸部 ――――――――――――――――――――――― 52
- C　胸　部 ――――――――――――――――――――――― 56
- D　消化器 ――――――――――――――――――――――― 66
- E　泌尿器 ――――――――――――――――――――――― 70
- F　婦人科 ――――――――――――――――――――――― 75
- G　血液・リンパ ―――――――――――――――――――― 78
- H　内照射療法 ――――――――――――――――――――― 79
- I　緩和照射 ―――――――――――――――――――――― 80
- J　良性疾患 ―――――――――――――――――――――― 83
- K　治療計画 ―――――――――――――――――――――― 85
- L　その他 ――――――――――――――――――――――― 87

索　引 ............................................................................................................ 88

# 本書の構成

　本書は，社団法人日本医学放射線学会ホームページ（http://www.radiology.jp/）上で公開されている2005〜2006年の「放射線科専門医認定一次試験」，2007〜2010年の「放射線科認定医認定試験」[注]の中から問題をピックアップして出題基準に基づき分野（大項目）別に配列するとともに，各分野の中で，正文・誤文にかかわらず選択肢の記述内容をもとに更に出題基準小項目に準拠した領域にまとめ，解説を加えています。
　単なる過去問題・解説集ではなく，選択肢の記述をみながら，わかりやすく系統的に放射線治療学が学べる内容となっています。

注）2009年5月より，従来の認定医は「放射線科専門医」に呼称が変更されています。本書では2005〜2010年の試験を総じて「放射線科専門医試験」と記載しています。

## ページガイド

**放射線科専門医試験 出題基準小項目**

**放射線科専門医試験 出題分野（大項目）**

**正誤を○×で表示**
注意 正文○，誤文×として表示しています。「誤り」を選ぶ設問の場合には，×が正解となります。

## D　物理学

### 1. LET

**2005-12**　低LET放射線と高LET放射線の違いについて正しいのはどれか。2つ選べ。

a. 高LETでは低LETに比較して酸素効果が小さい。　　　　　　　　　　　　○
b. 高LETでは低LETに比較して放射線の間接作用による効果の割合が大きい。　×
c. 高LETでは照射後の回復が低LET放射線より小さい。　　　　　　　　　　○
d. 高LETにはBragg peakが存在する。　　　　　　　　　　　　　　　　　　×
e. 生物学的効果比（RBE）はLETが大きくなるに従って大きくなる。　　　　×

**出題された年と問題番号**
例：2005年問題12

**小項目の内容に直接関係のない選択肢はグレーで表示**

**各領域ごとに，要点をわかりやすく解説**

**解説**　LETとは"Linear Energy Transfer"の略で，放射線の単位飛跡当たりのエネルギー損失と定義され，単位は"keV/μm"である。
　RBEはLETの値により変化する。LETが10 keV/μmを超えるとRBEは大きくなり，100〜200 keV/μmで最大となる。さらに，LETが大きくなるとRBEは低下するが，それは細胞死に必要なエネルギー以上のエネルギーを細胞に与えるために無駄が生じてしまうためである。このことは"over kill"と呼ばれる（p18図4参照）。
　低LET放射線のOERは2.5〜3.0であるが，LETが大きくなるとOERは小さくなり，100〜200 keV/μmでOERは"1"になる。さらに，LETが大きくなっても"1"のままである（p18図4参照）。
　RBE値は指標となる生物学的効果，生物の種類，照射条件（線量率，酸素濃度や温度，生理的条件など）で異なる値を示す。すなわち，ある1種類の放射線は固有のRBE値を持つわけではない。
　SOBPとは"spread-out Bragg peak"のことである。炭素線治療ではSOBP内のLET/RBEは，深いほど大きくなる。重粒子線では，LETは粒子が重くなるなるほど，体の深いところへいくほど大きくなる性質がある。
　荷電粒子線である陽子線や重イオン線などは，ブラッグピークと呼ばれる，体のある深いところでエネルギー（粒子の速度）が小さくなって，止まる寸前に最高の電離を起こす現象がみられる。

vi

# 総論

A 治療計画
B 化学放射線療法
C 生物学
D 物理学
E 管理技術
F その他

総論

**総論で用いる主な略語一覧（アルファベット順）**

| 略語 | スペルアウト | 日本語 |
|---|---|---|
| BED | biological effective dose | 生物学的等価線量 |
| CCRT | concurrent chemoradiation therapy | 化学放射線同時併用療法 |
| CTV | clinical target volume | 臨床標的体積 |
| CRT | chemoradiation therapy | 化学放射線療法 |
| DVH | dose-volume histogram | 線量体積ヒストグラム |
| EGFR | epidermal growth factor receptor | 上皮成長因子受容体 |
| GTV | gross tumor volume | 肉眼的腫瘍体積 |
| IM | internal margin | 内的マージン |
| ITV | internal target volume | 内的標的体積 |
| LET | linear energy transfer | 線エネルギー付与 |
| LQ | linear quadratic | 直線-2次曲線 |
| MU | monitor unit | モニタユニット |
| NSD | normal standard dose | 名目標準線量 |
| NTCP | normal tissue complication probability | 正常組織障害発生率 |
| OER | oxygen enhancement ratio | 酸素増感比 |
| PLD | potentially lethal dose | 潜在的致死線量 |
| PRV | planning organ at risk volume | 計画危険臓器体積 |
| PTV | planning target volume | 計画標的体積 |
| RBE | relative biological effectiveness | 生物学的効果比 |
| SLD | sublethal dose | 亜致死線量 |
| TBI | total body irradiation | 全身照射 |
| TCP | tumor control probability | 腫瘍制御率 |
| TDF | time dose fraction | 時間線量分割 |
| TV | target volume | 標的体積 |

# A 治療計画

## 1. 標的体積

**2005-16** ICRU report 62 における計画標的体積 PTV に影響を及ぼす因子で**誤っている**のはどれか。1つ選べ。

a. 呼吸性移動 ○
b. 蠕動 ○
c. 照射中の患者の動き ○
d. 非顕在病変の広がり ×
e. 毎日のセットアップエラー ○

**2007-19** 放射線治療中の標的体積の動きと最も関係の深いのはどれか。1つ選べ。

a. CTV ; clinical target volume ×
b. GTV ; gross tumor volume ×
c. ITV ; internal target volume ○
d. PTV ; planning target volume ×
e. PRV ; planning organ at risk volume ×

**2010-96** 放射線治療計画における標的体積について正しいのはどれか。2つ選べ。

a. 照射野の設定誤差は臨床標的体積（CTV）に含まれる。 ×
b. 腫瘍の体内での動きは内的標的体積（ITV）に含まれる。 ○
c. 術後再発予防照射では肉眼的腫瘍体積（GTV）を設定する。 ×
d. 画像で腫瘍が存在する範囲は臨床標的体積（CTV）である。 ×
e. 照射野は計画標的体積（PTV）にマージンをとって設定する。 ○

**解説**　胸部照射の際の呼吸性移動，骨盤照射の腸蠕動など標的体積（TV）の動きを考慮したマージンを "internal margin（IM）" と呼ぶ。CTV に IM を加えたものが ITV である。CTV＜ITV＜PTV である。

PTV は治療間（inter-fraction）あるいは治療内（intra-fraction）のセットアップ誤差や臓器の動きを含めた CTV を適切にカバーする必要がある。

非顕在病変の広がりは CTV-GTV マージンである。

画像で腫瘍が存在する範囲は肉眼的腫瘍体積（GTV）である。術後再発予防照射では GTV は設定できない。

放射線治療中の標的体積の動き（＝intra-fraction motion）を加味したターゲットが，ITV（internal target volume，内的標的体積）である。呼吸や腸管蠕動よる動きが大きな要因である。

照射野の設定誤差（セットアップ・エラー）は CTV-PTV マージンに含まれる。

照射野は PTV にさらにリーフ・マージンを取って設定する。

総論

## 2. 有害事象の予測

**2008-18** 放射線治療の有害事象の予測に用いられないのはどれか。1つ選べ。

a．NTCP（normal tissue complication probability）　　　○
b．TCP（tumor control probability）　　　×
c．BED（biological effective dose）　　　○
d．TDF（time dose fractionation）　　　○
e．LQ model（linear quadrative model）　　　○

**解説**　　NTCPとは正常組織障害発生率のこと。NTCPは古典的な線量反応曲線から導き出された標準的な線量効果を表す方法である（*Radiat Res* 104: s13-19, 1985）。

比較的低線量領域での細胞生存率曲線の解析は，LQ モデルの導入によって数学的に扱えるようになった。Fowler JF らは，LQ モデルを用いた BED の概念を提唱した。このモデルでは BED を総線量と通常分割照射法に対する効果比率との積で表した。さらに照射時間間隔における回復が不完全な場合の補正項，治療期間中の腫瘍細胞の再増殖による線量の補正項をこのモデルに導入することによって，種々の多分割照射法での腫瘍と晩期正常組織反応の平均的 BED をかなりの正確さで記述できる。

Ellis F は放射線治療における皮膚の耐容線量が全治療期間と分割回数のべき関数で表せることに着目し，その比例定数が名目上の1回照射のときの皮膚の耐容線量を表すことから名目標準線量 NSD（normal standard dose）の概念を導入し，治療上の目安とすることを提唱した。

$D = (NSD) \times T^{0.11} \times N^{0.24}$（D：耐容線量，T：治療期間，N：分割回数）

この概念はさらに Orton CG により実用的な TDF の表として用いられるようになり，皮膚以外の組織への適用や照射体積の補正項について工夫がなされた（詳細は p11「5. LQ モデル」を参照）。

TCP とは腫瘍の制御確率のことで，NTCP とは危険臓器の合併症発生確率である。TCP を最大とし，各臓器の NTCP を最小にするようにした治療計画が最適である。ターゲット内の線量分布は多くの場合に均一に近いため，実際には TCP より NTCP の方が問題となる。

## 3. 直列器官と並列器官

**2008-19** 放射線治療の晩期合併症を考慮する場合のシリアル臓器はどれか。2つ選べ。

a．肺　　　×
b．冠動脈　　　○
c．脊髄　　　○
d．肝臓　　　×
e．腎臓　　　×

**解説**　　リスク臓器には1ヵ所でも大線量が当たれば合併症を起こすシリアル（＝直列）臓器と，一定の線量が照射されても臓器内の照射されてない部分で代償可能なパラレル（＝並列）臓器がある。DVH ではシリアル臓器は最大線量を評価し，パラレル臓器では例えば V20 のように臓器全体の中の 20 Gy 以上照射された容積の割合を評価することにより，合併症の少ない治療を行えるようになっている。

直列器官の定型的例は脊髄，腸管である。並列器官の代表は肺，肝，腎などである。しかし，肺門周囲，肝門周囲などは重要構造物が近接するので直列器官として考える。

肺は V20 が 20〜30％ 未満に，正常肝は V30 が 30％ 未満，腎臓は両腎の V20 が 50％ 未満にな

るように治療計画を立てる。脊髄は最大線量が 45～50 Gy を超えないようにする。

冠動脈にも耐容線量があるのだろうか？　一般的には，冠動脈周囲の間質が放射線により晩期的に肥厚した結果，冠動脈の狭窄（＝心筋梗塞）が起こると考えられている。ホジキン病で 30～40 Gy 程度の照射後でも晩期に心筋梗塞のリスクが増加するという報告がある。

左室にかかる最大線量は 24 Gy 程度に抑える。

## 4. 急性障害と晩発障害

**2008-20**　放射線治療に伴う合併症のうち発現時期が最も早いのはどれか。1つ選べ。

a．食道狭窄　　　　　　　　　　　　　　　　　　　　　　　　　　　　×
b．直腸潰瘍　　　　　　　　　　　　　　　　　　　　　　　　　　　　×
c．唾液腺障害　　　　　　　　　　　　　　　　　　　　　　　　　　　○
d．放射線肺臓炎　　　　　　　　　　　　　　　　　　　　　　　　　　×
e．somnolent 症候群　　　　　　　　　　　　　　　　　　　　　　　　×

**2009-06**　放射線による人体影響のうち晩期合併症はどれか。2つ選べ。

a．発癌　　　　　　　　　　　　　　　　　　　　　　　　　　　　　　○
b．脱毛　　　　　　　　　　　　　　　　　　　　　　　　　　　　　　×
c．皮膚炎　　　　　　　　　　　　　　　　　　　　　　　　　　　　　×
d．白内障　　　　　　　　　　　　　　　　　　　　　　　　　　　　　○
e．骨髄抑制　　　　　　　　　　　　　　　　　　　　　　　　　　　　×

**解説**　放射線による副作用がどの時期に起こるのかを聞く問題である。一般的に，"晩期合併症"とは放射線治療終了後 3 ヵ月以上経ってから発生してくるもののことである。

2次発がんは一般的には照射後 15～20 年かかることが多い。例えば，ホジキンリンパ腫のマントル照射後には肺癌と乳癌の 2 次発がんのリスクが上がる。2 次発がんは 4 Gy ほどの低線量領域から発生してくることが多い。現在，IMRT が盛んに行われるようになり低線量域が増えているので 15～20 年後に 2 次発がんの発生頻度が上昇しないか心配なところである。

脱毛は，照射開始後 2 週間ぐらいからみられ始める。3 Gy×10 分割/2 週間の全脳照射であれば，ちょうど照射が終了する時期ぐらいから抜け始めることが多い。30 Gy 程度であれば脱毛は永久的なものではなく再度生えてくることが多い。

放射線性皮膚炎（図 1）は分割照射の中盤から後半に起こることが多い。頭頸部癌などで低エネルギー X 線照射（4 MV など）や電子線照射でより起こりやすい。ステロイド軟膏などで対応する。特に，糖尿病や膠原病などの合併症がある症例では重症化することがある。

放射線による白内障（cataract）は照射後 1 年ぐらいしてから起こる副作用である。水晶体は非常に放射線に弱く，低線量かかっただけでも cataract になってしまう。オゾン層破壊による現在の強い紫外線だけで cataract が増えているくらいなので，放射線が当たったら簡単になりそうなのは予想できるだろう。ただし，通常の cataract と同様，眼内レンズ手術を受ければ回復する。全脳照射施行時には左右からのビームを使用し，水晶体を照射野から外すことが大事である。TBI 後の cataract の発生率は高い。

放射線治療に伴う骨髄抑制は分割照射施行中に起こる。骨盤部の照射や，胸骨が照射野内に含まれている場合などに起こりやすい。抗癌剤による骨髄抑制ほど重症化することは稀で，多くの場合，無治療ですむ程度である。

その他，晩期放射線合併症としては脳壊死，痴呆，骨壊死，甲状腺機能低下，骨折，腸閉塞，

総 論

腸管穿孔，消化管潰瘍・出血，膀胱炎などを覚えておいてほしい。放射線肺臓炎は照射終了後2〜3ヵ月後の亜急性期に起こることが多い。

食道狭窄，直腸潰瘍，放射線肺臓炎，somnolent 症候群（傾眠症）はすべて慢性期の症候である。唾液腺障害のみが放射線治療中から起こる早期の症候である。ただし，晩期まで残ることが多い。

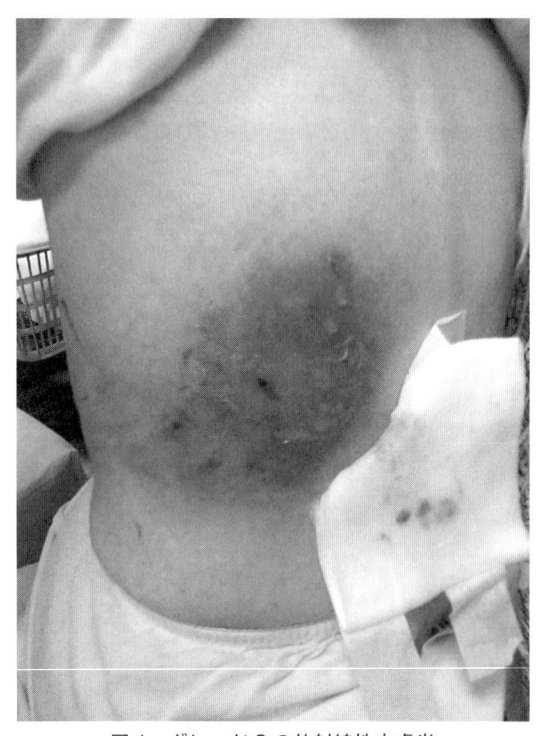

図1　グレード2の放射線性皮膚炎

# B　化学放射線療法

**2005-18**　放射線治療と化学療法のタイミングについて用いられる頻度が最も低いのはどれか。1つ選べ。

a．induction chemotherapy　　　　　　　　　　　　　　　　　　　　　×
b．concomitant　　　　　　　　　　　　　　　　　　　　　　　　　　×
c．alternating　　　　　　　　　　　　　　　　　　　　　　　　　　　○
d．neo-adjuvant chemotherapy　　　　　　　　　　　　　　　　　　　　×
e．adjuvant chemotherapy　　　　　　　　　　　　　　　　　　　　　　×

**解説**　CRTの併用のタイミングとしては食道癌・子宮頸癌・肺癌に対する同時併用（concomitant）や，中・下咽頭癌に対する放射線治療またはCCRT前の導入化学療法（induction chemotherapy），食道癌におけるCCRT後の補助化学療法（adjuvant chemotherapy）＝consolidation chemotherapyなどが有名である。一般的には，neoadjuvant chemotherapy＝induction chemotherapyのことである。

交替療法（alternating CRT）も頭頸部や肺癌に対して使用されることもあるが，その頻度は低い（*Oncologist* 11: 146-151, 2006）。ケモ→RT→ケモのように投与する方法で，サンドイッチ投与法のことである。

adjuvant chemotherapyの意味として，CCRT後のケモではCRT単独療法後のケモしか許されないと考えるのであれば，その使用頻度は極めて低くなる。

**2006-21**　化学放射線療法について正しいのはどれか。1つ選べ。

a．重篤な有害事象が必発であるので手術後に行うのは禁忌である。　　　　　　×
b．手術前に施行することがある。　　　　　　　　　　　　　　　　　　　　○
c．重篤な有害事象が必発であるので，小児に施行するのは禁忌である。　　　　×
d．子宮頸癌や肺癌は放射線感受性が高いので化学療法を併用する必要がない。　×
e．放射線単独に比べ治療効果が高く有害事象の頻度は低い。　　　　　　　　　×

**解説**　子宮頸癌や食道癌など術後にCRTが行われる場合がある。
施設によっては，食道癌や直腸癌で術前にCRTが行われている。
放射線治療の適応となる小児の進行神経芽腫には，化学療法が必ず併用されている。
進行期子宮頸癌や進行期肺癌では放射線治療に化学療法が同時併用される。
CRTは放射線単独に比べ治療効果は高くなるが，同時に有害事象のリスクも増加してしまう。

**2009-04**　誤っているのはどれか。1つ選べ。

a．温熱療法には放射線感受性増感作用がある。　　　　　　　　　　　　　　　○
b．薬剤による増感作用には相加や相乗作用がある。　　　　　　　　　　　　　○
c．抗癌剤による放射線感受性増感作用は癌特異的である。　　　　　　　　　　×
d．分子標的薬剤にも放射線感受性増感作用を示すものがある。　　　　　　　　○
e．抗癌剤による増感作用には亜致死障害回復阻害や細胞周期同調などが関与している。　○

**解説**　薬剤による増感作用には相加や相乗作用がある。ハイドロキシウレア（HU）は，ヌクレオチドの合成にかかわるリボヌクレオチドレダクターゼの阻害作用により，DNA合成

総 論

阻害をきたす結果，抗腫瘍効果をもたらす。細胞周期のS期に特異的に作用し，その効果は相加的である。血管内皮細胞の増殖を阻害する物質がX線照射との併用で，腫瘍細胞増殖を相乗的に抑えることが報告されている。食道癌におけるCRTで，最も汎用されている薬剤は5-FUとシスプラチン（CDDP）の2剤であるが，この2剤はそれぞれ単剤での効果とともに併用の際の相乗効果や放射線の増感作用なども認められることが基礎的検討で証明されている。化学療法では作用機序，効能の異なる薬を足し算し，相加作用を狙った併用療法が盛んだが，頭頸部癌や食道癌に対するTPF療法（タキソール＋CDDP＋5FU）など足し算ではなく，掛け算的な相乗作用を期待したレジメンもある。

　抗癌剤による放射線感受性増感作用は癌特異的ではない。増感作用は癌だけでなく正常細胞でも同じく起こる。CDDPやジェムザール（GEM）などは放射線感受性増感作用を示す代表的な抗癌剤である。

　分子標的薬剤セツキシマブ（EGFR阻害薬）（アービタックス®）は基礎的実験により放射線増感作用を有することが報告されている。逆に腸管穿孔などのリスクを上げてしまうことが懸念される。

　CDDPは損傷の増加だけではなく亜致死損傷修復（SLD修復）および潜在的致死損傷修復（PLD修復）を抑制することで，損傷の修復阻害に働き，放射線の増感効果を高める。多分割照射によりSLD修復をCDDPが抑制するので，放射線増感効果が高められる。

# C 生物学

## 1. 組織荷重係数・放射線荷重係数

**2010-13** 被ばくに関して組織荷重係数が最も低いのはどれか。1つ選べ。

a．胃 ×
b．肺 ×
c．皮膚 ○
d．甲状腺 ×
e．生殖腺 ×

**解説** 組織荷重係数とは各組織の確率的影響に対する寄与割合を表す。確定的影響評価には使われない。がん発生率とは関係ない。職業人と一般公衆で同じ係数が用いられる。したがって，この問題は，選択肢の中から放射線の耐容線量が最も高いものを選べばよい。
　その値は，ICRU の 1990 年勧告で，胃＝0.12，肺＝0.12，皮膚＝0.01，甲状腺＝0.05 であり，生殖腺の係数が"0.20"で最も大きい。その他，肝臓＝0.05，赤色骨髄＝0.12，食道＝0.05，結腸＝0.12，乳房＝0.05 を覚えておく必要がある。

**2010-14** 被ばくに関して放射線荷重係数が最も高いのはどれか。1つ選べ。

a．電子線 ×
b．陽子線 ×
c．ガンマ線 ×
d．アルファ線 ○
e．中性子線 20 MeV 超 ×

**解説** 放射線荷重係数は確率的影響に着目した RBE を考慮して定められている。等価線量を求める際に用いられる係数である（等価線量＝吸収線量×放射線荷重係数）。放射線防護で使われる。確定的影響を評価するための係数ではない。
　電子線の放射線荷重係数はエネルギーによらず"1"である。β線，X 線，γ線については，いずれも"1"である。
　陽子線はエネルギーによらず"5"である。
　α線，重粒子線の放射線荷重係数は"20"であり，粒子の質量に依存しない。
　中性子の場合，そのエネルギーにより 5，10 または 20 である。100 keV を超え 2 MeV までが"20"と最大であり，その両側で次第に小さくなる。14 MeV の速中性子の放射線荷重係数は"10"である。
　線量率による値の変化はない。むしろ，低線量・低線量率の被ばくに適応する係数である。その値は，入射する放射線について定められていて，被ばくする組織には無関係である。

## 2. 放射線治療に影響を与える因子（4つの R）

**2005-17** 生物学的な現象で誤っているのはどれか。1つ選べ。

a．再酸素化は癌組織で観察され，放射線抵抗性の原因となる。 ×
b．再増殖は照射中あるいは照射後に観察され，放射線抵抗性になる。 ○

総論

　　c．再分布は G2 ブロックに関係し，放射線感受性になる。　　　　　　　　　　　　　　　　○
　　d．亜致死傷害からの回復は 6 時間以内におきる。　　　　　　　　　　　　　　　　　　　　○
　　e．潜在致死傷害からの回復は 1 回照射で観察される。　　　　　　　　　　　　　　　　　　○

**解説**　　照射後の腫瘍は一時的な分裂遅延（主に G2 ブロック）後に再増殖（Repopulation）することが知られている。そのため，照射時間が長くなると腫瘍細胞の再増殖が問題となる。IMRT のように多くの MU を打たなければならない治療法では治療時間が長くなり，そのことが逆に腫瘍の制御率を低下させることにつながるとされる。1 回の治療時間が 15 分以上かかると逆に制御率が落ちてしまうリスクが出てくる。

　細胞周期内での再分布（Redistribution）とは，分割照射をすることにより，1 回の照射で生き残った S 期の細胞が他の感受性の高い細胞周期に移行していくこと（細胞の放射線感受性はG2・M 期で高く，S 期で低い）である。

　その他の 2 つの "R" として，亜致死障害からの回復（Repair）と再酸素化（Reoxygenation）がある。前者は，細胞に生じた放射線障害が軽減される現象のことである。分割照射にするとこの効果が活きてくる。後者は，分割照射をすることにより腫瘍中心部の再酸素化が起こり，酸素効果により，放射線感受性が高まっていくことである。

## 3. 細胞死　アポトーシス

**2005-10**　数 Gy の低 LET 放射線を細胞に照射した場合に起こる現象で正しいのはどれか。2 つ選べ。

　　a．総線量が等しい場合，線量率が小さいほど全ての細胞で生存率は上昇する。　　　　　　　×
　　b．線維芽細胞ではアポトーシスによる細胞死が主である。　　　　　　　　　　　　　　　　×
　　c．大気中で照射直後に酸素分圧を 0.5 mmHg まで下げると下げない場合より生存率が上昇する。　○
　　d．X 線を 1 回に 6 Gy 照射した場合より 6 時間の間隔をおいて 3 Gy ずつ 2 回照射した場合では生存率が上昇する。　　　　　　　　　　　　　　　　　　　　　　　　　　　　　　　　○
　　e．放射線照射後に細胞を低栄養状態で培養すると通常の状態で培養するより生存率が上昇する。×

**2006-16**　放射線生物学について誤っているのはどれか。1 つ選べ。

　　a．正常組織の後期反応の α/β 比は，腫瘍よりも小さいことが多い。　　　　　　　　　　　　○
　　b．脳の耐容線量は肺の耐容線量よりも大きい。　　　　　　　　　　　　　　　　　　　　　○
　　c．比較的大量の全身被曝後は，リンパ球よりも血小板が先に減少する。　　　　　　　　　　×
　　d．成熟した精子は，精原細胞（精祖細胞）よりも相対的に放射線抵抗性である。　　　　　　○
　　e．放射線高感受性細胞のアポトーシスには通常 p53 が関与している。　　　　　　　　　　　○

**解説**　　線維芽細胞（fibroblast）への低 LET 照射後はネクローシスによる細胞死が主である。主に増殖死による。アポトーシスはほとんどあるいは全く起こらない。放射線高感受性細胞でないと X 線照射によるアポトーシスは起きない。線維芽細胞は比較的放射線抵抗性の細胞である。

## 4. 高 LET 放射線

**2005-12**　低 LET 放射線と高 LET 放射線の違いについて正しいのはどれか。2 つ選べ。

　　a．高 LET では低 LET に比較して酸素効果が小さい。　　　　　　　　　　　　　　　　　　○
　　b．高 LET では低 LET に比較して放射線の間接作用による効果の割合が大きい。　　　　　　×

c．高 LET では照射後の回復が低 LET 放射線より小さい。　　　　　　　　　　　　　　○
d．高 LET には Bragg peak が存在する。　　　　　　　　　　　　　　　　　　　　　　×
e．生物学的効果比（RBE）は LET が大きくなるに従って大きくなる。　　　　　　　　　×

### 2008-21　正しいのはどれか。1つ選べ。

a．分裂期の細胞は温熱感受性が高い。　　　　　　　　　　　　　　　　　　　　　　　×
b．低酸素状態の細胞は放射線感受性が高い。　　　　　　　　　　　　　　　　　　　　×
c．重粒子線は生物学的効果比（RBE）が高い。　　　　　　　　　　　　　　　　　　　○
d．DNA 合成期後半の細胞は放射線感受性が高い。　　　　　　　　　　　　　　　　　×
e．放射線によって細胞に与えられた損傷は回復しない。　　　　　　　　　　　　　　　×

### 2009-01　正しいのはどれか。2つ選べ。

a．細胞の放射線感受性は S 期で高い。　　　　　　　　　　　　　　　　　　　　　　　×
b．分割照射では再酸素化は重要ではない。　　　　　　　　　　　　　　　　　　　　　×
c．酸素効果は LET の増加とともに増加する。　　　　　　　　　　　　　　　　　　　　×
d．低 LET 放射線の効果は線量率に大きく影響を受ける。　　　　　　　　　　　　　　　○
e．LET が大きくなると放射線感受性は細胞周期にあまり依存しない。　　　　　　　　　○

**解説**　α線，中性子線，重イオン線など高 LET 放射線では直接作用（飛跡と DNA などの標的分子との直接的な相互作用）が主たる作用様式である。
　　高 LET 放射線の生物学的な特徴は，RBE が大きい，OER が小さい，回復が小さい，細胞周期依存性が小さいである。
　　高 LET 放射線の影響は，さまざまな照射条件（細胞周期依存も）による影響の違いが小さい。

## 5. LQ モデル

### 2005-11　分割照射法を比較する方法について正しいのはどれか。2つ選べ。

a．TDF を用いて 18 Gy1 回照射と週5回，2 Gy/回，20 回照射を比較できる。　　　　　×
b．LQ モデルを用いて 18 Gy1 回照射と週5回，2 Gy/回，20 回照射を比較できる。　　×
c．LQ モデルを用いる場合，$\alpha/\beta$ を知ることが重要である。　　　　　　　　　　　　○
d．LQ モデルを用いると，臨床における通常分割照射（1日1回照射）と多分割照射（1日2回照射，6時間間隔）を比較できる。　　　　　　　　　　　　　　　　　　　　　　　　○
e．LQ モデルを用いると，DNA の障害からの修復を考慮せずに異なる分割照射法を比較可能である。　　　　　　　　　　　　　　　　　　　　　　　　　　　　　　　　　　　×

### 2006-06　放射線生物について正しいのはどれか。2つ選べ。

a．LET の増加に伴って RBE も上昇する。　　　　　　　　　　　　　　　　　　　　　×
b．細胞周期では S 期で放射線感受性が高い。　　　　　　　　　　　　　　　　　　　　×
c．酸素分圧 0.5 mmHg で細胞を X 線照射すると大気中で照射した場合より生存率が上昇する。　○
d．細胞に X 線 6 Gy を，1 回照射した場合と数時間以上の間隔で2回に分けて照射した場合では，分割照射した場合の方が細胞生存率は低下する。　　　　　　　　　　　　　　　×
e．LQ モデルの $\alpha/\beta$ は急性反応と晩期反応では前者が大きい。　　　　　　　　　　　○

総論

**2006-07** 放射線生物について正しいのはどれか。2つ選べ。

a．腫瘍内は pH が正常組織に比較して高い。　　　　　　　　　　　　　　　×
b．X 線照射直後の細胞を増殖できないような低栄養状態にすると，通常の状態より細胞生存は
　上昇する。　　　　　　　　　　　　　　　　　　　　　　　　　　　　　　×
c．同線量のガンマ線を照射した場合，線量率が低下すると細胞生存率は上昇する。　○
d．定位手術的照射の線量から定位放射線治療の線量を LQ モデルを用いて計算できる。　×
e．低線量率照射では酸素効果増感比が小さい。　　　　　　　　　　　　　　　○

**2006-16** 放射線生物学について誤っているのはどれか。1つ選べ。

a．正常組織の後期反応の α/β 比は，腫瘍よりも小さいことが多い。　　　　　　○
b．脳の耐容線量は肺の耐容線量よりも大きい。　　　　　　　　　　　　　　　○
c．比較的大量の全身被曝後は，リンパ球よりも血小板が先に減少する。　　　　×
d．成熟した精子は，精原細胞（精祖細胞）よりも相対的に放射線抵抗性である。　○
e．放射線高感受性細胞のアポトーシスには通常 p53 が関与している。　　　　　○

**解説**　TDF とは Time Dose Fractionation のことで，
$TDF = N \times D^{1.538} \times (T/N)^{-0.169} \times 10^{-3}$（N = 分割回数，D = 1 回線量，T = 全治療期間）
である。

LQ モデルとは，Linear Quadratic model（直線-2 次曲線モデル）のこと，
細胞の生存率 $\exp(-(\alpha D + \beta D^2))$ である。

LQ モデルでの係数 α は細胞生存率曲線の最初の直線成分，β は曲線の形を決める係数である（図2）。α/β は最初の直線成分での致死の割合と 2 次曲線成分が等しくなる線量である。α/β の単位は Gy である。

α/β の値として，急性反応は腫瘍と同様に "10 Gy" を，晩期反応では "3 Gy" を使用することが多い。

細胞生存率曲線の Dq（準しきい線量）は細胞の放射線障害からの回復（SLD 回復）を反映している。Dq 線量は大きい方が SLD 回復能が大きい。

LQ モデルは 1 回線量が 2 Gy 周辺でのみ当てはまる。1 回線量 18 Gy には応用できない。

放射線治療の多分割照射法は，LQ モデルに基づいて考案された放射線治療の分割法である。

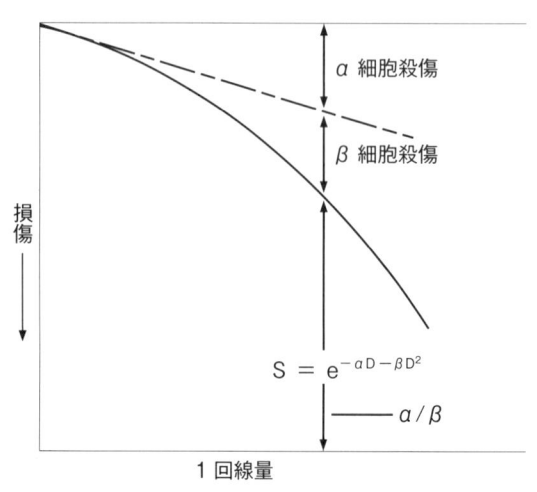

図2　LQ モデル生存率曲線

C 生物学

## 6. 温熱療法

**2005-09** 次の放射線生物学の記載で正しいのはどれか。2つ選べ。

a．温熱療法は細胞外液のpHが高いよりも低い方が有効である。 ○
b．細胞周期ではS期の細胞の放射線感受性が最も高い。 ×
c．Tirapazamine（SR4233, Win59075）は低酸素細胞に選択的毒性を有す。 ×
d．Amifostine（WR-2721）は低酸素細胞増感剤である。 ×
e．100 Sv以上の全身放射線被曝では骨髄障害が原因で死亡する。 ○

**2006-07** 放射線生物について正しいのはどれか。2つ選べ。

a．腫瘍内はpHが正常組織に比較して高い。 ×
b．X線照射直後の細胞を増殖できないような低栄養状態にすると，通常の状態より細胞生存率が上昇する。 ○
c．同線量のガンマ線を照射した場合，線量率が低下すると細胞生存率は上昇する。 ○
d．定位手術的照射の線量から定位放射線治療の線量をLQモデルを用いて計算できる。 ×
e．低線量率照射では酸素効果増感比が小さい。 ×

**2008-21** 正しいのはどれか。1つ選べ。

a．分裂期の細胞は温熱感受性が高い。 ×
b．低酸素状態の細胞は放射線感受性が高い。 ×
c．重粒子線は生物学的効果比（RBE）が高い。 ○
d．DNA合成期後半の細胞は放射線感受性が高い。 ×
e．放射線によって細胞に与えられた損傷は回復しない。 ×

**2008-22** 治療法と疾患の組合せで誤っているのはどれか。1つ選べ。

a．定位放射線照射 ──────────── 聴神経腫瘍 ○
b．化学放射線療法 ──────────── 食道癌 ○
c．温熱併用放射線療法 ────────── 軟部組織肉腫 ○
d．ヨウ素（125 I）組織内照射 ─────── 甲状腺癌 ×
e．高線量率イリジウム（192 Ir）腔内照射 ── 子宮頸癌 ○

**2009-04** 誤っているのはどれか。1つ選べ。

a．温熱療法には放射線感受性増感作用がある。 ○
b．薬剤による増感作用には相加や相乗作用がある。 ○
c．抗癌剤による放射線感受性増感作用は癌特異的である。 ×
d．分子標的薬剤にも放射線感受性増感作用を示すものがある。 ○
e．抗癌剤による増感作用には亜致死障害回復阻害や細胞周期同調などが関与している。 ○

**解説**　温熱療法（ハイパーサーミア）の放射線への増感効果は低線量率，低LET放射線ほど大きい。
　また，温熱に対する感受性は放射線抵抗性であるS期および低酸素，低pHの細胞ほど高く，放射線治療に温熱療法を併用する一つの理由になっている。腫瘍内のpHは低い。
　悪性胸膜中皮腫や軟部組織肉腫のように放射線感受性の低い腫瘍に対しては温熱療法の併用も

総 論

## 7. 照射後細胞の回復

**2005-10** 数 Gy の低 LET 放射線を細胞に照射した場合に起こる現象で正しいのはどれか。2 つ選べ。

a．総線量が等しい場合，線量率が小さいほど全ての細胞で生存率は上昇する。 ×
b．線維芽細胞ではアポトーシスによる細胞死が主である。 ×
c．大気中で照射直後に酸素分圧を 0.5 mmHg まで下げると下げない場合より生存率が上昇する。 ×
d．X 線を 1 回に 6 Gy 照射した場合より 6 時間の間隔をおいて 3 Gy ずつ 2 回照射した場合では生存率が上昇する。 ○
e．放射線照射後に細胞を低栄養状態で培養すると通常の状態で培養するより生存率が上昇する。 ○

**2005-12** 低 LET 放射線と高 LET 放射線の違いについて正しいのはどれか。2 つ選べ。

a．高 LET では低 LET に比較して酸素効果が小さい。 ○
b．高 LET では低 LET に比較して放射線の間接作用による効果の割合が大きい。 ×
c．高 LET では照射後の回復が低 LET 放射線より小さい。 ○
d．高 LET には Bragg peak が存在する。 ×
e．生物学的効果比（RBE）は LET が大きくなるに従って大きくなる。 ×

**2005-17** 生物学的な現象で誤っているのはどれか。1 つ選べ。

a．再酸素化は癌組織で観察され，放射線抵抗性の原因となる。 ×
b．再増殖は照射中あるいは照射後に観察され，放射線抵抗性になる。 ○
c．再分布は G2 ブロックに関係し，放射線感受性になる。 ○
d．亜致死傷害からの回復は 6 時間以内におきる。 ○
e．潜在致死傷害からの回復は 1 回照射で観察される。 ○

**2006-06** 放射線生物について正しいのはどれか。2 つ選べ。

a．LET の増加に伴って RBE も上昇する。 ×
b．細胞周期では S 期で放射線感受性が高い。 ×
c．酸素分圧 0.5 mmHg で細胞を X 線照射すると大気中で照射した場合より生存率が上昇する。 ○
d．細胞に X 線 6 Gy を，1 回照射した場合と数時間以上の間隔で 2 回に分けて照射した場合では，分割照射した場合の方が細胞生存率が低下する。 ×
e．LQ モデルの α/β は急性反応と晩期反応では前者が大きい。 ○

**2006-07** 放射線生物について正しいのはどれか。2 つ選べ。

a．腫瘍内は pH が正常組織に比較して高い。 ×
b．X 線照射直後の細胞を増殖できないような低栄養状態にすると，通常の状態より細胞生存率が上昇する。 ○
c．同線量のガンマ線を照射した場合，線量率が低下すると細胞生存率は上昇する。 ○
d．定位手術的照射の線量から定位放射線治療の線量を LQ モデルを用いて計算できる。 ×
e．低線量率照射では酸素効果増感比が小さい。 ×

## C 生物学

**2007-03** 放射線影響・防護について正しいのはどれか。2つ選べ。

a. 個人線量計は胸部につける。 ×
b. 放射線による脱毛は確率的影響である。 ×
c. LNT仮説とは放射線発癌を解釈する際に用いる。 ○
d. IVRによる手指被ばくはオーバーチューブ式の方がアンダーチューブ式よりも多くなる。 ○
e. 同一被ばく線量であれば，1回で被ばくした方が分割して被ばくするよりも影響は小さい。 ×

**2008-21** 正しいのはどれか。1つ選べ。

a. 分裂期の細胞は温熱感受性が高い。 ×
b. 低酸素状態の細胞は放射線感受性が高い。 ×
c. 重粒子線は生物学的効果比（RBE）が高い。 ○
d. DNA合成期後半の細胞は放射線感受性が高い。 ×
e. 放射線によって細胞に与えられた損傷は回復しない。 ×

**2010-04** 誤っているのはどれか。1つ選べ。（不適切問題）

a. LETの増加に伴ってRBEも上昇するとは限らない。 ○
b. 放射線による発がんでは，白血病の潜伏期が最も長い。 ×
c. 同線量のエックス線の1回照射では，線量率が低下すると細胞生存率も低下する。 ×
d. 低酸素状態でエックス線照射された細胞は，大気中で照射した場合より生存率は高い。 ○
e. エックス線照射後の細胞を低酸素状態にすると，通常の状態より細胞生存率が上昇する。 ○

### 解説

分割照射では，亜致死線量からの回復（SLD回復，Elkind回復）という機構が働き，6 Gy単位よりも3 Gy×2回の方が照射された細胞の生存率は上昇する。分割照射の場合，最初の照射で生じた亜致死障害が回復してから2回目の照射を受けるために致死障害を受ける細胞が減少することになり，結果として細胞生存率が上昇することになる。

『放射線照射後に細胞を低栄養状態で培養すると通常の状態で培養するより生存率が上昇する』というのは，PLD回復である。本来は致死的な障害であるが，照射後の環境によって修復される回復現象をいう。低栄養細胞や静止期にある細胞ではPLD回復が起きやすい。この条件は低栄養，低酸素，低pH，接触増殖阻害，定常増殖などの細胞を増殖抑制の起こる環境で，増殖抑制によってPLDを修復する時間が与えられることによると考えられている。照射後のPLD回復は腫瘍細胞のように密に接した状態でゆっくり分裂しているときに起こる。プラトー期のように細胞環境が増殖に不適切なときに起こる。細胞分裂の遅延が関連していて，すべてのターゲットがヒットされた後，分裂すれば分裂死が起きてしまうが，分裂が遅延すればその間にヒットが修復される。PLD回復は1時間以内に完了するものと，2〜6時間で完了するものの2種類がある。

高LETではRBEが高く，照射後の回復が低LET放射線より小さい。

上記のように，放射線によって細胞に与えられた損傷は回復する。

## 8. 酸素効果

**2005-10** 数Gyの低LET放射線を細胞に照射した場合に起こる現象で正しいのはどれか。2つ選べ。

a. 総線量が等しい場合，線量率が小さいほど全ての細胞で生存率は上昇する。 ×
b. 線維芽細胞ではアポトーシスによる細胞死が主である。 ×
c. 大気中で照射直後に酸素分圧を0.5 mmHgまで下げると下げない場合より生存率が上昇する。 ×
d. X線を1回に6 Gy照射した場合より6時間の間隔をおいて3 Gyずつ2回照射した場合で

総論

　　　は生存率が上昇する。
　e．放射線照射後に細胞を低栄養状態で培養すると通常の状態で培養するより生存率が上昇する。　○

### 2005-12　低 LET 放射線と高 LET 放射線の違いについて正しいのはどれか。2 つ選べ。

a．高 LET では低 LET に比較して酸素効果が小さい。　○
b．高 LET では低 LET に比較して放射線の間接作用による効果の割合が大きい。　×
c．高 LET では照射後の回復が低 LET 放射線より小さい。　○
d．高 LET には Bragg peak が存在する。　×
e．生物学的効果比（RBE）は LET が大きくなるに従って大きくなる。　×

### 2005-17　生物学的な現象で誤っているのはどれか。1 つ選べ。

a．再酸素化は癌組織で観察され，放射線抵抗性の原因となる。　×
b．再増殖は照射中あるいは照射後に観察され，放射線抵抗性になる。　○
c．再分布は G2 ブロックに関係し，放射線感受性になる。　○
d．亜致死傷害からの回復は 6 時間以内におきる。　○
e．潜在致死傷害からの回復は 1 回照射で観察される。　○

### 2006-06　放射線生物について正しいのはどれか。2 つ選べ。

a．LET の増加に伴って RBE も上昇する。　×
b．細胞周期では S 期で放射線感受性が高い。　×
c．酸素分圧 0.5 mmHg で細胞を X 線照射すると大気中で照射した場合より生存率が上昇する。　○
d．細胞に X 線 6 Gy を，1 回照射した場合と数時間以上の間隔で 2 回に分けて照射した場合では，分割照射した場合の方が細胞生存率は低下する。　×
e．LQ モデルの α/β は急性反応と晩期反応では前者が大きい。　○

### 2006-07　放射線生物について正しいのはどれか。2 つ選べ。

a．腫瘍内は pH が正常組織に比較して高い。　×
b．X 線照射直後の細胞を増殖できないような低栄養状態にすると，通常の状態より細胞生存率が上昇する。　○
c．同線量のガンマ線を照射した場合，線量率が低下すると細胞生存率は上昇する。　○
d．定位手術的照射の線量から定位放射線治療の線量を LQ モデルを用いて計算できる。　×
e．低線量率照射では酸素効果増感比が小さい。　×

### 2007-15　正しいのはどれか。2 つ選べ。

a．高 LET 放射線では酸素増感比が低下する。　○
b．アミフォスチン（WR2723）は酸素と競合する。　×
c．腫瘍内慢性低酸素環境は血流の途絶により生ずる。　○
d．低酸素状態の細胞に放射線照射直後に酸素分圧を上昇させると感受性が上昇する。　×
e．酸素分圧 0〜100 mmHg の範囲では酸素分圧が高いほど細胞の放射線感受性は上昇する。　×

### 2008-08　正しいのはどれか。2 つ選べ。

a．低 LET 放射線には，直接作用がほとんどない。　×
b．ウイルスよりも哺乳類体細胞の方が放射線感受性が高い。　○

c．酸素は，放射線照射によって生じたラジカルの寿命を長くする。　　　　　　　　○
d．低LETよりも高LET放射線による放射線傷害にSH化合物放射線防護剤は有効である。　×
e．培養細胞よりも実験動物に移植して作成した固形腫瘍内の細胞の方が放射線感受性が高い。　×

### 2008-21　正しいのはどれか。1つ選べ。

a．分裂期の細胞は温熱感受性が高い。　　　　　　　　　　　　　　　　　　　　×
b．低酸素状態の細胞は放射線感受性が高い。　　　　　　　　　　　　　　　　　×
c．重粒子線は生物学的効果比（RBE）が高い。　　　　　　　　　　　　　　　　○
d．DNA合成期後半の細胞は放射線感受性が高い。　　　　　　　　　　　　　　×
e．放射線によって細胞に与えられた損傷は回復しない。　　　　　　　　　　　　×

### 2009-01　正しいのはどれか。2つ選べ。

a．細胞の放射線感受性はS期で高い。　　　　　　　　　　　　　　　　　　　　×
b．分割照射では再酸素化は重要ではない。　　　　　　　　　　　　　　　　　　×
c．酸素効果はLETの増加とともに増加する。　　　　　　　　　　　　　　　　　×
d．低LET放射線の効果は線量率に大きく影響を受ける。　　　　　　　　　　　　○
e．LETが大きくなると放射線感受性は細胞周期にあまり依存しない。　　　　　　○

### 2010-04　誤っているのはどれか。1つ選べ。（不適切問題）

a．LETの増加に伴ってRBEも上昇するとは限らない。　　　　　　　　　　　　○
b．放射線による発がんでは，白血病の潜伏期が最も長い。　　　　　　　　　　　×
c．同線量のエックス線の1回照射では，線量率が低下すると細胞生存率も低下する。　×
d．低酸素状態でエックス線照射された細胞は，大気中で照射した場合より生存率は高い。　○
e．エックス線照射後の細胞を低酸素状態にすると，通常の状態より細胞生存率が上昇する。　○

**解説**　照射中の酸素分圧が下がると細胞の放射線感受性が低下し生存率は上昇する。照射直後では意味がない。
　　低酸素状態の細胞は放射線感受性が低い。そのため照射前には禁煙を勧める。また，子宮頸癌では貧血が放射線治療における予後不良因子の一つとなっている。
　放射線治療を分割して行う一つのメリットが，腫瘍の再酸素化である。一般に，酸素が多い組織の方が放射線は効きやすい。図3のように，多くの腫瘍細胞がその中心部に全細胞中約15％の低酸素細胞を持つと言われている。照射によりまずは辺縁部分の酸素が多い部分のがん細胞が消失し，その結果，より中央部分の酸素が少ないがん細胞にも酸素が供給されるようになり（再酸素化），その部分の放射線感受性も上がっていくという仕組みである。逆に，術中照射などの1回大量線量照射では再酸素化は期待できない。
　線量率効果や酸素効果（oxgen effect）や細胞周期効果や放射線傷害にSH化合物放射線防護剤などに影響されるのは低LETである。高LETではそういうものにほとんど修飾されない。低LETは主に間接作用（フリーラジカルなどを利用する），高LETは直接作用でがん細胞を攻撃しているためである。
　高LET放射線ではOERが低下する。LET＝100〜200 keV/μmでOERは"1"になる。X線，γ線では2.5〜3.0ぐらいである。α線でOER＝1.0，15 MeVの中性子線でOER＝1.6ぐらいである。
　一般に酸素中の方が無酸素状態よりも放射線感受性が2〜3倍高くなる。図4のようにOER（酸素効果比）の値はLETが高くなるにつれ小さくなる。酸素は生体高分子ラジカル（・R）を

固定し，放射線の影響を大きく引き起こす。

　固形腫瘍は腫瘍細胞の増殖に血管新生が追いつかない場合に，腫瘍血管から 75〜150 μm 離れた部位に低酸素細胞が出現する。

　酸素分圧 0〜50 mmHg の範囲では酸素分圧が高いほど細胞の放射線感受性は上昇する。50 mmHg でプラトーに達する。また，照射時の $O_2$ 濃度によって効果が現れる。照射後に $O_2$ 分圧を変えても $O_2$ 効果はみられない。

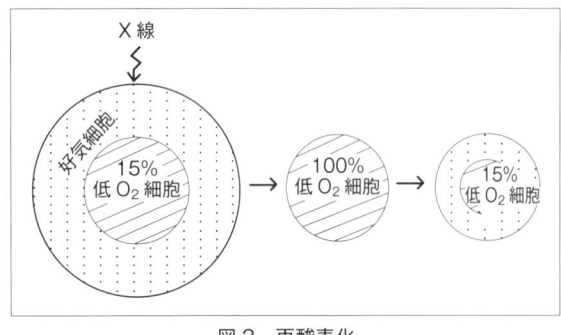

図3　再酸素化

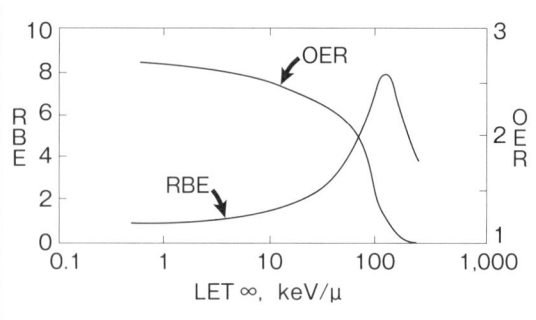

図4　OER と LET の関係

## 9. 線量率効果

**2005-10** 数 Gy の低 LET 放射線を細胞に照射した場合に起こる現象で正しいのはどれか。2つ選べ。

a．総線量が等しい場合，線量率が小さいほど全ての細胞で生存率は上昇する。　×
b．線維芽細胞ではアポトーシスによる細胞死が主である。　×
c．大気中で照射直後に酸素分圧を 0.5 mmHg まで下げると下げない場合より生存率が上昇する。　○
d．X 線を1回に 6 Gy 照射した場合より 6 時間の間隔をおいて 3 Gy ずつ 2 回照射した場合では生存率が上昇する。　×
e．放射線照射後に細胞を低栄養状態で培養すると通常の状態で培養するより生存率が上昇する。　○

**2006-07** 放射線生物について正しいのはどれか。2つ選べ。

a．腫瘍内は pH が正常組織に比較して高い。　×
b．X 線照射直後の細胞を増殖できないような低栄養状態にすると，通常の状態より細胞生存率が上昇する。　○
c．同線量のガンマ線を照射した場合，線量率が低下すると細胞生存率は上昇する。　○
d．定位手術的照射の線量から定位放射線治療の線量を LQ モデルを用いて計算できる。　×
e．低線量率照射では酸素効果増感比が小さい。　×

**2009-01** 正しいのはどれか。2つ選べ。

a．細胞の放射線感受性は S 期で高い。　×
b．分割照射では再酸素化は重要ではない。　×
c．酸素効果は LET の増加とともに増加する。　×
d．低 LET 放射線の効果は線量率に大きく影響を受ける。　○
e．LET が大きくなると放射線感受性は細胞周期にあまり依存しない。　○

## 2010-04　誤っているのはどれか。1つ選べ。（不適切問題）

a．LETの増加に伴ってRBEも上昇するとは限らない。　　　　　　　　　　　　　　　　　○
b．放射線による発がんでは，白血病の潜伏期が最も長い。　　　　　　　　　　　　　　　×
c．同線量のエックス線の1回照射では，線量率が低下すると細胞生存率も低下する。　　　×
d．低酸素状態でエックス線照射された細胞は，大気中で照射した場合より生存率は高い。　○
e．エックス線照射後の細胞を低酸素状態にすると，通常の状態より細胞生存率が上昇する。○

**解説**　図5のように低LETの方が線量率効果の影響をより強く受ける。線量率（単位時間当たりの線量：MU/time）が高い方が効果が高くなる。移植前のTBIでは副作用を抑えるためにわざと線量率を下げてより長い時間をかけて治療している。同線量のγ線を照射した場合，線量率が低下すると細胞生存率は上昇してしまう。低LET照射では，総線量が等しい場合，線量率が小さいほど多くの細胞で生存率は上昇する。"全ての細胞で"というのは言いすぎである。リンパ球など放射線感受性が非常に高い細胞では線量率効果はみられない。

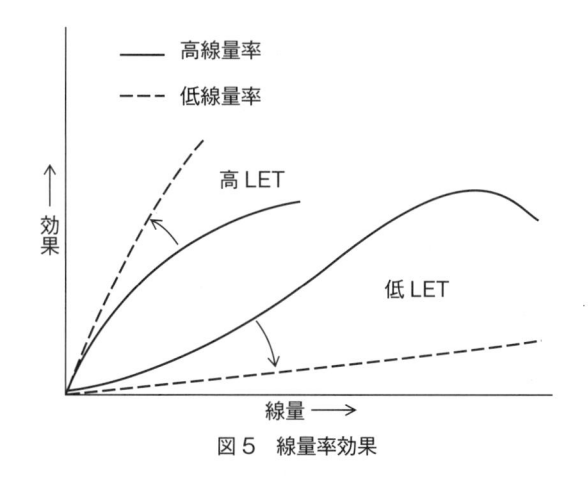

図5　線量率効果

## 10. 放射線補助薬

### 2005-09　次の放射線生物学の記載で正しいのはどれか。2つ選べ。

a．温熱療法は細胞外液のpHが高いよりも低い方が有効である。　　　　　　　　　　　　○
b．細胞周期ではS期の細胞の放射線感受性が最も高い。　　　　　　　　　　　　　　　×
c．Tirapazamine（SR4233，Win59075）は低酸素細胞に選択的毒性を有す。　　　　　　　○
d．Amifostine（WR-2721）は低酸素細胞増感剤である。　　　　　　　　　　　　　　　×
e．100 Sv以上の全身放射線被曝では骨髄障害が原因で死亡する。　　　　　　　　　　　×

### 2007-15　正しいのはどれか。2つ選べ。

a．高LET放射線では酸素増感比が低下する。　　　　　　　　　　　　　　　　　　　　○
b．アミフォスチン（WR2723）は酸素と競合する。　　　　　　　　　　　　　　　　　×
c．腫瘍内慢性低酸素環境は血流の途絶により生ずる。　　　　　　　　　　　　　　　　○
d．低酸素状態の細胞に放射線照射直後に酸素分圧を上昇させると感受性が上昇する。　　×
e．酸素分圧0～100 mmHgの範囲では酸素分圧が高いほど細胞の放射線感受性は上昇する。×

総論

> **解説**　生体還元物質である Tirapazamine（TPZ）は放射線照射やシスプラチン投与に併用することによって，Q（静止期）細胞の感受性を顕著に上昇させることができ，P（増殖期）+Q 細胞分画との間の感受性の差を縮小させることができる。TPZ 自身の殺細胞効果も低温度温熱処置との併用で増強されることも証明されている。化学療法剤 TPZ は低酸素細胞特異的に細胞毒性を発揮する。
> 　Amifostine は 1995 年に FDA により化学療法での腎毒性防護に対して，そして，1999 年に同じく FDA により頭頸部癌の術後照射での口腔乾燥症を防止に対して認可された。
> 　放射線防護剤であるアミフォスチン（WR2723）は酸素と競合しない。酸素と競合するのは『低酸素細胞増感剤』で，第 1 世代のものが"ミソニダゾール"（臨床効果は否定された）である。

## 11. 急性全身被ばく

**2005-09**　次の放射線生物学の記載で正しいのはどれか。2 つ選べ。

a．温熱療法は細胞外液の pH が高いよりも低い方が有効である。　　○
b．細胞周期では S 期の細胞の放射線感受性が最も高い。　　×
c．Tirapazamine（SR4233，Win59075）は低酸素細胞に選択的毒性を有する。　　○
d．Amifostine（WR-2721）は低酸素細胞増感剤である。　　×
e．100 Sv 以上の全身放射線被ばくでは骨髄障害が原因で死亡する。　　×

**2010-02**　全身被ばくにおいて，最も少ない線量でヒトの死をもたらす原因となる臓器・組織はどれか。1 つ選べ。

a．肝　　×
b．脳　　×
c．骨髄　　○
d．心臓　　×
e．消化管　　×

> **解説**　骨髄死は最も少ない線量で発生する。線量を増加していくと，順に腸管死，中枢神経死が発生する。
> 　100 Sv 以上を急性全身被ばくすると中枢神経死を起こして数時間〜1 日以内に全身けいれんなど中枢神経症状を起こして死亡する。3〜10 Sv では骨髄死を起こす。

## 12. 細胞周期と放射線感受性

**2005-09**　次の放射線生物学の記載で正しいのはどれか。2 つ選べ。

a．温熱療法は細胞外液の pH が高いよりも低い方が有効である。　　○
b．細胞周期では S 期の細胞の放射線感受性が最も高い。　　×
c．Tirapazamine（SR4233，Win59075）は低酸素細胞に選択的毒性を有する。　　○
d．Amifostine（WR-2721）は低酸素細胞増感剤である。　　×
e．100 Sv 以上の全身放射線被曝では骨髄障害が原因で死亡する。　　×

**2006-06**　放射線生物について正しいのはどれか。2 つ選べ。

a．LET の増加に伴って RBE も上昇する。　　×
b．細胞周期では S 期で放射線感受性が高い。　　×

c. 酸素分圧 0.5 mmHg で細胞を X 線照射すると大気中で照射した場合より生存率が上昇する。 ○
d. 細胞に X 線 6 Gy を，1 回照射した場合と数時間以上の間隔で 2 回に分けて照射した場合では，分割照射した場合の方が細胞生存率は低下する。 ×
e. LQ モデルの α/β は急性反応と晩期反応では前者が大きい。 ○

### 2008-21 正しいのはどれか。1つ選べ。

a. 分裂期の細胞は温熱感受性が高い。 ×
b. 低酸素状態の細胞は放射線感受性が高い。 ×
c. 重粒子線は生物学的効果比（RBE）が高い。 ○
d. DNA 合成期後半の細胞は放射線感受性が高い。 ×
e. 放射線によって細胞に与えられた損傷は回復しない。 ×

### 2009-01 正しいのはどれか。2つ選べ。

a. 細胞の放射線感受性は S 期で高い。 ×
b. 分割照射では再酸素化は重要ではない。 ×
c. 酸素効果は LET の増加とともに増加する。 ×
d. 低 LET 放射線の効果は線量率に大きく影響を受ける。 ○
e. LET が大きくなると放射線感受性は細胞周期にあまり依存しない。 ○

### 2010-05 細胞周期において，エックス線抵抗性を示すのはどれか。1つ選べ。

a. M 期 ×
b. G1 期 ×
c. G2 期 ×
d. S 期前半 ×
e. S 期後半 ○

**解説** 細胞の放射線感受性が高いのは分裂期（M 期，M は mitosis の頭文字）である。逆に S 期（DNA 複製期，S は synthesis の頭文字）は放射線感受性が低い。そのため，S 期に強い，温熱療法や FU 系の抗癌剤を併用して相補的な効果を期待するなど工夫している。DNA 合成期（＝ S 期）後半の細胞は放射線感受性が低い（＝放射線抵抗性である）。

## 13. ブラッグピーク

### 2005-12 低 LET 放射線と高 LET 放射線の違いについて正しいのはどれか。2つ選べ。

a. 高 LET では低 LET に比較して酸素効果が小さい。 ○
b. 高 LET では低 LET に比較して放射線の間接作用による効果の割合が大きい。 ×
c. 高 LET では照射後の回復が低 LET 放射線より小さい。 ○
d. 高 LET には Bragg peak が存在する。 ×
e. 生物学的効果比（RBE）は LET が大きくなるに従って大きくなる。 ×

### 2007-09 ブラッグピークを形成するのはどれか。2つ選べ。

a. 電子線 ×
b. 陽子線 ○

c．光子線 ×
d．速中性子線 ×
e．重イオン線 ○

**2009-15** ブラッグピークを形成するのはどれか。2つ選べ。

a．ガンマ線 ×
b．陽子線 ○
c．電子線 ×
d．速中性子線 ×
e．ネオン線 ○

**2010-07** ブラッグピークを有するのはどれか。2つ選べ。

a．炭素線 ○
b．陽子線 ○
c．速中性子線 ×
d．超高圧エックス線 ×
e．高エネルギー電子線 ×

**解説** 高LET放射線は，α線，中性子線，π中間子，重イオン線などの粒子線である。その多くがブラッグピークを持つという物理的特徴もある。例外として速中性子線は高LET放射線だがブラッグピークは持たない。また，陽子線は高LET放射線ではないが，ブラッグピークを持つ。

重粒子線（炭素線，ネオン線など），陽子線などの荷電粒子線にはブラッグピーク（Bragg Peak）という吸収線量のピークがあり，これにより下流の吸収線量はゼロに，また上流の吸収線量もX線と比較して低減できる（図6〜8）。

物質内を進む荷電粒子が停止する直前，エネルギー損失は最大になり，続いて急激にほぼゼロにまで低下する。この極大部分のことをブラッグピークと呼んでいる。

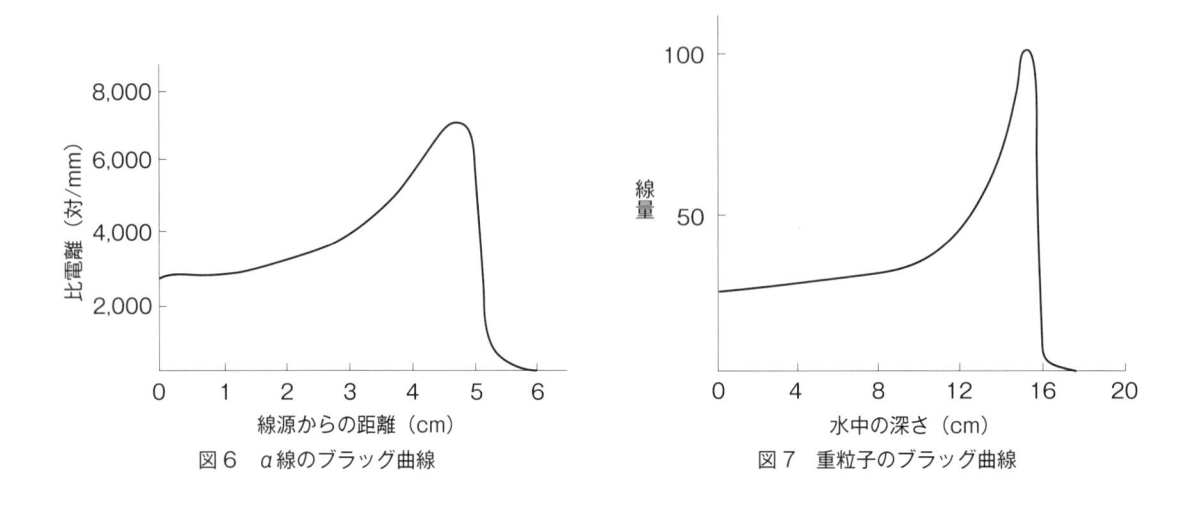

図6 α線のブラッグ曲線

図7 重粒子のブラッグ曲線

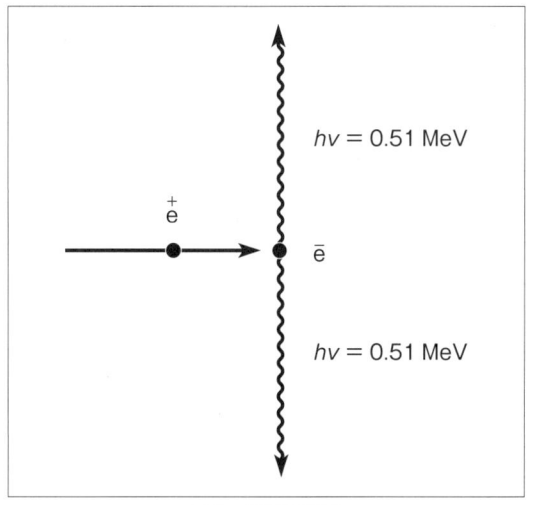

図8 陽電子衝突

## 14. 放射線感受性

**2006-20** 放射線治療における照射線量について誤っているのはどれか。1つ選べ。

a. 腎臓は正常組織のなかでは比較的耐容線量が高い。　×
b. 耐容線量の低い正常組織が照射される場合，照射体積の大きさが重要である。　○
c. 前立腺癌の根治的放射線外部照射の照射線量は 66〜70 Gy あるいはそれ以上である。　○
d. 乳房温存療法の照射線量は，断端陰性の場合は通常 50 Gy である。　○
e. 乳房温存療法では標的体積に鎖骨上窩リンパ節領域を含めない。　○

**解説** 腎臓は通常分割照射で耐容線量が 20 Gy（V20 を 50% 以下にする）と比較的低い。
耐容線量の低い正常組織が照射される場合，照射内に含まれた部分は機能が失われるので，照射体積の大きさをできるだけ少なくすることが重要である。

**2007-12** 放射線感受性の高いのはどれか。2つ選べ。

a. リンパ球　○
b. 神経細胞　×
c. 破骨細胞　×
d. 腸上皮細胞　○
e. 血管内皮細胞　×

**2010-03** エックス線感受性が最も高いのはどれか。1つ選べ。

a. リンパ球　○
b. 神経細胞　×
c. 心筋細胞　×
d. 小腸上皮細胞　×
e. 胃粘膜上皮細胞　×

総論

**解説** 放射線感受性の非常に高い組織は，リンパ組織，造血組織，卵巣，精巣，腸上皮などである。逆に非常に低いのが，神経組織，筋肉組織である。

**2008-16** 放射線感受性の高いのはどれか。2つ選べ。

a. 胚腫 ○
b. 骨肉腫 ×
c. 腎細胞癌 ×
d. 精巣上皮腫 ○
e. 悪性黒色腫 ×

**2009-02** 次の腫瘍のうち放射線感受性が高いのはどれか。2つ選べ。

a. 悪性黒色腫 ×
b. 腎細胞癌 ×
c. 精上皮腫 ○
d. 骨肉腫 ×
e. 胚腫（germinoma） ○

**2009-03** 放射線の人体への影響で正しいのはどれか。1つ選べ。

a. 発癌にはしきい線量がある。 ×
b. 不妊は確率的影響に分類される。 ×
c. 未分化組織や細胞は放射線感受性が高い。 ○
d. 約 0.1 Sv の被ばくで血液成分の減少が見られる。 ×
e. Bergonie-Tribondeau の法則は人体では当てはまらない。 ×

**解説** 悪性黒色腫（melanoma）と，骨肉腫（osteosarcoma）は放射線感受性が低く通常のX線照射では制御が困難なため重粒子線や陽子線治療の良い適応となる。

精上皮腫（seminoma）は放射線感受性が高く，Ⅰ期の seminoma に対する術後の再発予防目的の傍大動脈リンパ節領域への照射では 20 Gy 程度の低線量でも制御可能である。

胚腫（germinoma）も放射線感受性が非常に高い腫瘍である。松果体部や視交叉部という生検を施行しにくい場所に好発するため診断目的に低線量の放射線をかけてみて，縮小傾向が著明であったら germinoma であると判断するようなことがあるくらいである。

腎細胞癌（renal cell carcinoma）の放射線感受性は高くはない。通常は，骨転移などに照射する程度である。

その他に，放射線感受性の高い腫瘍としては悪性リンパ腫，白血病，やや高い腫瘍としては小細胞肺癌，上咽頭癌，基底細胞癌・有棘細胞癌（扁平上皮癌），低い腫瘍としては軟骨肉腫や線維肉腫を覚えておいてほしい。

『未分化組織や細胞は放射線感受性が高い』というのが，ベルゴニー・トリボンドの法則の一つである。上咽頭癌の放射線感受性が頭頸部腫瘍の中で高いのも未分化細胞型が多く含まれるためである。

極めて放射線高感受性であるリンパ球の減少のしきい線量は 0.25 Gy である。被ばく後，最も早期に起こり，回復も遅い（図9）。

ベルゴニー・トリボンドの法則は人体でも当てはまり，その法則により，放射線感受性は幹細胞型精原細胞で高く，分化するほど低くなり，精子は非常に放射線抵抗性である。もともとは，

C 生物学

1900年代初頭に2人のフランス人医師がラットの精巣にラジウムのγ線を照射して，細胞の増殖・分化の程度と放射線感受性について調べたものである。

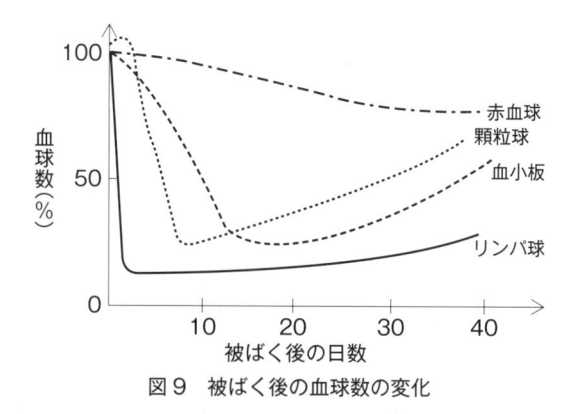

図9 被ばく後の血球数の変化

## 15. 放射線感受性・耐容線量

**2006-16** 放射線生物学について誤っているのはどれか。1つ選べ。

a. 正常組織の後期反応のα/β比は，腫瘍よりも小さいことが多い。 ○
b. 脳の耐容線量は肺の耐容線量よりも大きい。 ○
c. 比較的大量の全身被曝後は，リンパ球よりも血小板が先に減少する。 ×
d. 成熟した精子は，精原細胞（精祖細胞）よりも相対的に放射線抵抗性である。 ○
e. 放射線高感受性細胞のアポトーシスには通常 p53 が関与している。 ○

**2010-11** 放射線耐容線量が2番目に少ない臓器はどれか。1つ選べ。

a. 脳 ×
b. 肝臓 ×
c. 腎臓 ○
d. 脊髄 ×
e. 水晶体 ×

**2010-87** 総線量が同じ時，組織耐容線量を低下させる照射法はどれか。2つ選べ。

a. 線量率を低くする。 ×
b. 1回線量を多くする。 ○
c. 分割回数を多くする。 ×
d. 照射期間を長くする。 ×
e. 照射野を大きくする。 ○

**解説**　脳の耐容線量は全脳で 40 Gy/20 分割程度，肺の耐容線量は全肺で 10 Gy/5 分割程度である。

通常分割での全肝照射の耐容線量は 25〜30 Gy，腎臓は 15〜20 Gy，脊髄は 45〜50 Gy，水晶体は 5 Gy 程度である。耐容線量が少ない順に，水晶体→腎臓→肝臓→脳→脊髄である。

その他覚えておくべき耐容線量は，小腸：10〜45 Gy，大腸：50〜60 Gy，皮膚：90〜100 Gy，網膜：40 Gy などがある。

比較的大量の全身被ばく後は，リンパ球が何よりも早期に減少する。

生殖腺の中では精母細胞，精原細胞の一部と若い卵母細胞が最も感受性が高く，低い線量で死滅する。細胞分裂の盛んなものほど，また未分化なものほど放射線感受性が高い（ベルゴニー・トリボンドーの法則）。

p53（-/-）ノックアウト・マウスの胸腺細胞では，放射線を浴びてもアポトーシスは起こらない。放射線被ばくでアポトーシスが起こるためには，p53遺伝子によって作られるタンパク質"p53タンパク質"の働きが不可欠である。

総線量が同じとき，線量率を高くする（＝照射時間を短くする）あるいは，1回線量を多くする（＝分割回数を少なくする）と，組織耐容線量は低下し，細胞の生存率も低下する。照射期間が長くなると組織耐容線量は上昇し，細胞の生存率も上昇する。8 Gy 単発の緩和照射などでも，照射野が小さければ問題ないが，全骨盤部など照射野が大きくなると許容できなくなってくる。

## 16. 生物影響の分類　確率的影響

**2005-07**　放射線の人体に対する確率的影響に関し正しいのはどれか。2つ選べ。

a．確率的影響にはしきい値がある。　　　　　　　　　　　　　　　　　　　　　　×
b．遺伝的影響は確率的影響である。　　　　　　　　　　　　　　　　　　　　　　○
c．放射線による白内障の発生は確率的影響である。　　　　　　　　　　　　　　　×
d．放射線による発がんは確率的影響である。　　　　　　　　　　　　　　　　　　○
e．放射線による不妊は確率的影響である。　　　　　　　　　　　　　　　　　　　×

**2006-01**　放射線による確率的影響について正しいのはどれか。1つ選べ。

a．胎児の奇形　　　　　　　　　　　　　　　　　　　　　　　　　　　　　　　　×
b．皮膚紅斑　　　　　　　　　　　　　　　　　　　　　　　　　　　　　　　　　×
c．白血球減少　　　　　　　　　　　　　　　　　　　　　　　　　　　　　　　　×
d．発がん　　　　　　　　　　　　　　　　　　　　　　　　　　　　　　　　　　○
e．白内障　　　　　　　　　　　　　　　　　　　　　　　　　　　　　　　　　　×

**2007-03**　放射線影響・防護について正しいのはどれか。2つ選べ。

a．個人線量計は胸部につける。　　　　　　　　　　　　　　　　　　　　　　　　×
b．放射線による脱毛は確率的影響である。　　　　　　　　　　　　　　　　　　　×
c．LNT 仮説とは放射線発がんを解釈する際に用いる。　　　　　　　　　　　　　　○
d．IVR による手指被ばくはオーバーチューブ式の方がアンダーチューブ式よりも多くなる。　○
e．同一被ばく線量であれば，1回で被ばくした方が分割して被ばくするよりも影響は小さい。　×

**2009-03**　放射線の人体への影響で正しいのはどれか。1つ選べ。

a．発癌にはしきい線量がある。　　　　　　　　　　　　　　　　　　　　　　　　×
b．不妊は確率的影響に分類される。　　　　　　　　　　　　　　　　　　　　　　×
c．未分化組織や細胞は放射線感受性が高い。　　　　　　　　　　　　　　　　　　○
d．約 0.1 Sv の被ばくで血液成分の減少が見られる。　　　　　　　　　　　　　　　×
e．Bergonie-Tribondeau の法則は人体では当てはまらない。　　　　　　　　　　　　×

2009-05　放射線による人体影響のうち確率的影響はどれか。1つ選べ。

　　a．不妊　　　　　　　　　　　　　　　　　　　　　　　　　　　　　　　×
　　b．発癌　　　　　　　　　　　　　　　　　　　　　　　　　　　　　　　〇
　　c．白内障　　　　　　　　　　　　　　　　　　　　　　　　　　　　　　×
　　d．白血球減少　　　　　　　　　　　　　　　　　　　　　　　　　　　　×
　　e．胎児の被ばくによる精神発育遅延　　　　　　　　　　　　　　　　　　×

**解説**　放射線の遺伝的影響と発がんを除くすべての影響が確定的影響に分類される（図10）。これらの発症の原因は放射線が遺伝子に突然変異を引き起こすことによる。
　確定的影響にはしきい線量（放射線の影響が現れる最低の線量）があるが，確率的影響にはしきい線量がない。
　不妊にはしきい線量があり，生殖腺の確定的影響である。
　放射線発がんは確率的影響であり，しきい線量は存在しない。
　放射線白内障のしきい線量は 5 Gy である。
　リンパ球減少のしきい値は 0.25 Gy である。
　精神遅滞のしきい線量は 0.12〜0.23 Gy と推定される。精神遅滞の誘発は脳の発生段階と密に関係している。

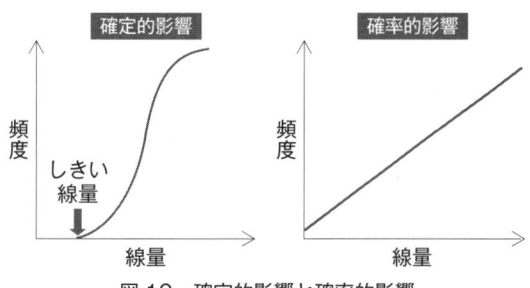

図10　確定的影響と確率的影響

## 17. DNA損傷と修復

2005-08　放射線の生物学的作用で正しいのはどれか。2つ選べ。

　　a．DNA の二本鎖切断は放射線以外では発生しない。　　　　　　　　　　×
　　b．DNA の二本鎖切断の修復機構の1つに非相同末端結合修復がある。　　〇
　　c．DNA-PK は DNA の二本鎖切断の修復機構に直接関与する。　　　　　　〇
　　d．Bcl-2 は DNA の二本鎖切断の修復機構に直接関与する。　　　　　　　×
　　e．放射線による染色体切断は1時間以内に修復される。　　　　　　　　×

2006-05　放射線生物について誤っているのはどれか。2つ選べ。

　　a．ヒト細胞では DNA 二本鎖切断の相同 DNA 組み換え修復機構は G1 期で起こる。　×
　　b．Waf1（p21）は細胞周期チェックポイントに関与する。　　　　　　　〇
　　c．アポトーシスでは細胞が膨大化する。　　　　　　　　　　　　　　　×
　　d．アポトーシスでは DNA の断片化が起こる。　　　　　　　　　　　　〇
　　e．p53 は放射線によるアポトーシスに関与する。　　　　　　　　　　　〇

総論

**2007-13 正しいのはどれか。2つ選べ。**

a. RBE は評価する指標で異なる。 ○
b. LET が高くなるにしたがって RBE は上昇する。 ×
c. 線量率が低下するにしたがって生物学的効果は低下する。 ×
d. 毛細血管拡張性運動失調症（ataxia telangiectasia）患者では放射線感受性が高い。 ○
e. 放射線による DNA 二重鎖切断修復機構に色素性乾皮症原因遺伝子が直接関与する。 ×

**2007-14 正しいのはどれか。2つ選べ。**

a. S 期では放射線感受性が高い。 ×
b. 相同 DNA 組み換え修復機構では EGF-R が関与する。 ×
c. 潜在的致死障害からの回復には非相同末端結合が関与する。 ○
d. 亜致死障害からの回復は相同 DNA 組み換え修復機構が主体である。 ○
e. ヒト細胞では DNA 二本鎖切断の相同 DNA 組み換え修復機構は G1 期で起こる。 ×

**2008-11 DNA 損傷について誤っているのはどれか。1つ選べ。**

a. 放射線照射によって塩基損傷が生じる。 ○
b. DNA 鎖内架橋はほぼ完全に修復される。 ○
c. DNA 一本鎖切断はほぼ完全に修復される。 ○
d. DNA 切断は放射線照射に特異的な現象である。 ×
e. DNA 二本鎖切断の修復には細胞周期依存性がある。 ○

**2009-17 正しいのはどれか。2つ選べ。**

a. ヒトの LD（50/60）は約 10 Sv である。 ×
b. DNA 合成期の細胞が最も放射線感受性が高い。 ×
c. X 線の生物学的効果は間接効果によるものである。 ○
d. 放射線による細胞死の主な機序は DNA の一本鎖切断である。 ×
e. 間期死は細胞分裂を介さずに細胞が死に至る細胞死である。 ○

**解説** 放射線による細胞死の主な機序は DNA の2本鎖切断である。哺乳類においては、電離放射線による DNA 損傷では DNA の2本鎖切断が細胞致死に関連するとされている。図 11B のような1本のみの切断であれば容易に図 11A の正常な DNA に修復できる。図 11C のような離れた部分での2本鎖切断であれば、これも修復可能であるが、図 11D のような同部位の2本鎖切断の修復は難しい。DNA の1本鎖切断は2本鎖切断よりも多く形成されるが、細胞致死への寄与は少ない。塩基損傷や DNA 架橋形成、DNA-タンパク質架橋形成の細胞死への寄与は不明である。DNA の2本鎖切断は放射線以外でも温熱療法、DNA クロスリンキング剤、活性酸素などによっても発生する。放射線によって引き起こされる DNA2 本鎖切断は、"相同組換え修復" と "非相同末端結合修復" で修復される。

2本鎖切断に対して DNA-PK（DNA-dependent protein kinase）が活性化され、修復機構が働く。放射線によって DNA 損傷が引き起こされると、癌抑制遺伝子 p53 を介して、アポトーシスが誘導される。Waf1（p21）は細胞周期チェックポイントに関与している細胞周期制御タンパクである。Bcl-2 は p53 遺伝子に依存することなくアポトーシスの促進と抑制を制御している。EGFR（上皮成長因子受容体）は相同 DNA 組み換え修復機構には関与していない。EGFR に遺伝子増幅や遺伝子変異、構造変化が起きると、発癌、および癌の増殖、浸潤、転移などに関与するようになる。

毛細血管拡張性運動失調症患者では，DNA2本鎖切断の修復機構に変異があり放射線高感受性である。SCIDマウスも同様である。色素性乾皮症（XP：Xerodegma pigmentosum）の患者は"ヌクレオチド除去修復"機構を欠いた遺伝病であるため，紫外線高感受性であることが知られている。

DNA2本鎖切断の修復には相同DNAの存在が必要であり，細胞周期のS～G2期に限られる。電離放射線によるDNA損傷には，塩基損傷，塩基遊離，架橋形成，鎖切断がある。

S期では放射線感受性は低く，M期で高い。DNA合成期＝S期は放射線抵抗性である。最も放射線感受性が高いのは分裂期（M期）である（図12）。

相同組換え修復を欠損している細胞では分割照射しても細胞生存率の上昇が観察されないことから，SLDからの回復は相同染色体上に生じたDNA2本鎖を相同組換え修復系が修復した結果，細胞が生き返る現象であることが明らかにされた。放射線による染色体切断の修復時間は約3時間である。SLDの回復は一般的に5～6時間で完了する。

細胞が膨大化する細胞死はネクローシスである。アポトーシスでは細胞の縮小がみられる。アポトーシスではその他にDNAの断片化，クロマチンの凝縮がみられる。間期死（interphase death＝アポトーシス）は細胞分裂を経ずに起こる細胞の死のことで，細胞分裂を経て起こる分裂死（mitotic death）と対比される。分裂死はDNAに対する傷害によって起こると考えられている。

LD（lethal dose）（50/60）とは，半数致死線量のことで，全身に被ばくした場合，60日後に50％のヒトが死亡する線量のことである。60日ということは骨髄障害による。ヒトのLD（50/60）は，3.4～5.1 Gy（約4 Gy）とされている。約10 Gyの全身被ばくでは腸死に至る。50 Gy以上の被ばくでは，中枢神経が障害されて，被ばく後2～3日で死亡する（中枢神経死）。

X線は低LETなので酸素や水分子のフリーラジカルを利用する間接効果によりがん細胞のDNAを壊す。炭素線などの重粒子線は高LETで直接効果である（図13）。

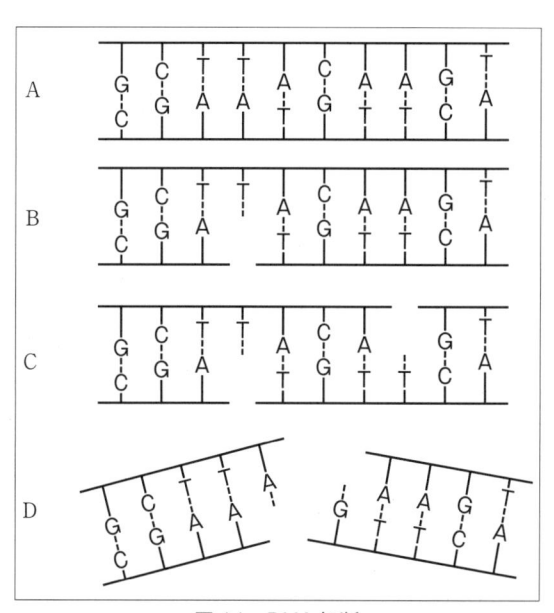

図11　DNA切断

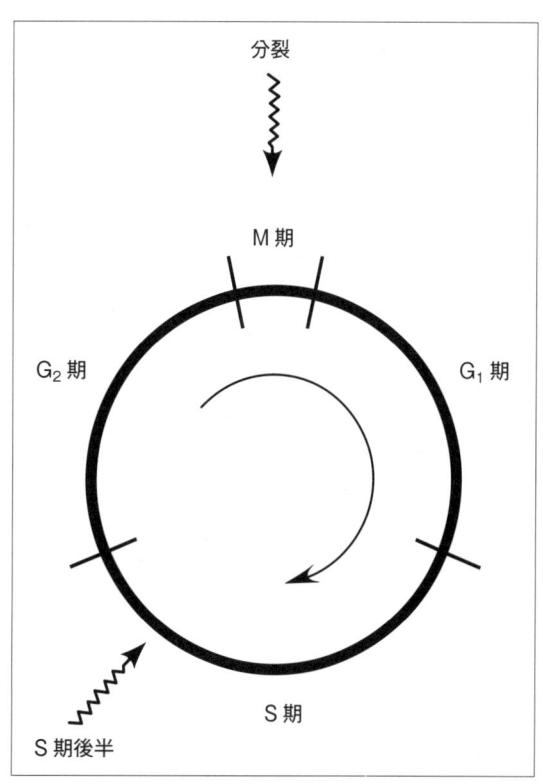

図12　細胞周期

総論

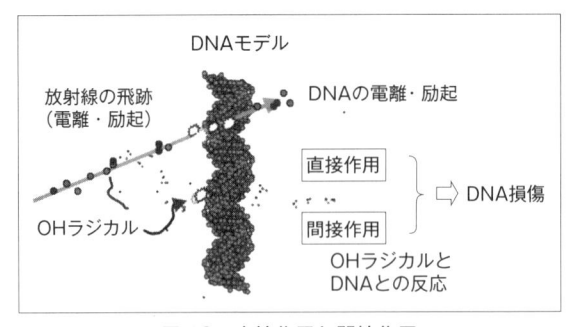

図13 直接作用と間接作用

## 18. 胎内被ばく

**2008-05** 放射線被ばくによって，胎児の形態異常が起きるしきい線量はどれか．1つ選べ．

a．5 mGy　　　　　　　　　　　　　　　　　　　　　　　　　　　　　　　×
b．10 mGy　　　　　　　　　　　　　　　　　　　　　　　　　　　　　　　×
c．50 mGy　　　　　　　　　　　　　　　　　　　　　　　　　　　　　　　×
d．100 mGy　　　　　　　　　　　　　　　　　　　　　　　　　　　　　　○
e．500 mGy　　　　　　　　　　　　　　　　　　　　　　　　　　　　　　×

**2010-15** 胚と胎児に対する放射線被ばくの確定的影響について正しいのはどれか．2つ選べ．

a．10 days rule が重要である．　　　　　　　　　　　　　　　　　　　　　×
b．50 mGy の被ばくは妊娠中絶の理由になる．　　　　　　　　　　　　　　×
c．胎児期の被ばくでは，発育遅延はみられない．　　　　　　　　　　　　　×
d．器官形成期の被ばくでは，先天性奇形が出現する．　　　　　　　　　　　○
e．着床前期の被ばくでは，流産あるいは異常なしとなる．　　　　　　　　　○

**解説**　胎内被ばくで奇形を生じるしきい線量は，マウスのデータより 0.1 Gy と推定されている．
　　　　奇形のしきい線量は，100～200 mSv である．
　1999 年の ICRP 勧告では，「妊娠中絶をするのに 100 mGy 未満の胎児線量を理由にしてはいけない」と改められている．同勧告では，「受胎産物（胎児）が 100 mGy の吸収線量を被ばくした場合，子供が奇形を持たない確率はほぼ 97％，子供（0～19 歳）ががんにならない確率は 99.1％」と示されている．したがって，現在では「10 日規則（10 days rule）」は科学的根拠に乏しく，医療上の必要があれば妊娠の有無にかかわらず通常の X 線検査を行うことが肝要であり，適切な検査時期を逃すべきではない，という考え方になっている．
　小頭症などの奇形は器官形成期（受精後 2～8 週）の被ばくした場合に生じる．
　精神発達遅滞のしきい線量は，最低でも，200 mSv（200～400 mSv）とされている．精神発達遅滞に高感受性なのは妊娠 8～25 週（特に 8～15 週に起こりやすい）である．小児が全脳照射を受けた場合と同様である．
　着床前期（受精から 9 日目まで）の影響は，胚死亡をする（死産）か否か（all or none）である．着床前期が致死感受性が最も高い時期である．
　胎児期（受精後 8 週から出生まで）の被ばくでは，発育遅滞の恐れが高い．小児が骨に照射を受けると発育遅滞が起こるのと同様である．
　胎児被ばく線量推定には簡便には母親の子宮線量を代用する．

## 19. 皮膚の障害

**2009-07** 放射線皮膚障害のうち一過性紅斑のしきい線量はどれか。1つ選べ。

a. 1 Gy ×
b. 2 Gy ○
c. 5 Gy ×
d. 10 Gy ×
e. 20 Gy ×

**2010-88** 放射線の皮膚への影響として照射後最も早期に発生するのはどれか。1つ選べ。

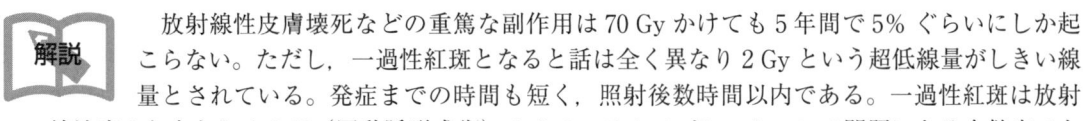

a. 潰瘍 ×
b. 紅斑 ○
c. 脱毛 ×
d. 角質化 ×
e. 色素沈着 ×

### 解説

放射線性皮膚壊死などの重篤な副作用は 70 Gy かけても 5 年間で 5% ぐらいにしか起こらない。ただし，一過性紅斑となると話は全く異なり 2 Gy という超低線量がしきい線量とされている。発症までの時間も短く，照射後数時間以内である。一過性紅斑は放射線治療よりもむしろ PCI（冠動脈形成術）やカテーテルアブレーションで問題になる合併症である。

8〜18 Gy で乾燥性紅斑（グレード 2），20〜25 Gy で湿性紅斑（グレード 3）の皮膚反応が生じる。10 Gy で潰瘍形成，20 Gy で難治性の潰瘍となる。一過性脱毛のしきい線量は 3〜5 Gy 程度で，潜伏期間は 3 週間程度である。

総論

# D 物理学

## 1. LET

**2005-12** 低LET放射線と高LET放射線の違いについて正しいのはどれか。2つ選べ。

a. 高LETでは低LETに比較して酸素効果が小さい。 ○
b. 高LETでは低LETに比較して放射線の間接作用による効果の割合が大きい。 ×
c. 高LETでは照射後の回復が低LET放射線より小さい。 ○
d. 高LETにはBragg peakが存在する。 ×
e. 生物学的効果比（RBE）はLETが大きくなるに従って大きくなる。 ×

**2006-06** 放射線生物について正しいのはどれか。2つ選べ。

a. LETの増加に伴ってRBEも上昇する。 ×
b. 細胞周期ではS期で放射線感受性が高い。 ×
c. 酸素分圧0.5 mmHgで細胞をX線照射すると大気中で照射した場合より生存率が上昇する。 ○
d. 細胞にX線6 Gyを，1回照射した場合と数時間以上の間隔で2回に分けて照射した場合では，分割照射した場合の方が細胞生存率が低下する。 ×
e. LQモデルのα/βは急性反応と晩期反応では前者が大きい。 ○

**2007-13** 正しいのはどれか。2つ選べ。

a. RBEは評価する指標で異なる。 ○
b. LETが高くなるにしたがってRBEは上昇する。 ×
c. 線量率が低下するにしたがって生物学的効果は低下する。 ×
d. 毛細血管拡張性運動失調症（ataxia telangiectasia）患者では放射線感受性が高い。 ○
e. 放射線によるDNA二重鎖切断修復機構に色素性乾皮症原因遺伝子が直接関与する。 ×

**2008-10** 正しいのはどれか。2つ選べ。

a. LETが高いほどRBEは高い。 ×
b. LETの単位はKeV/mgである。 ×
c. LETが高いほど酸素増感比は低い。 ○
d. 炭素線では粒子の速度が早いほどLETは高い。 ×
e. 炭素線治療ではSOBP内のLETは，深部の方が浅部よりも高い。 ○

**2010-04** 誤っているのはどれか。1つ選べ。（不適切問題）

a. LETの増加に伴ってRBEも上昇するとは限らない。 ○
b. 放射線による発がんでは，白血病の潜伏期が最も長い。 ×
c. 同線量のエックス線の1回照射では，線量率が低下すると細胞生存率も低下する。 ×
d. 低酸素状態でエックス線照射された細胞は，大気中で照射した場合より生存率は高い。 ○
e. エックス線照射後の細胞を低酸素状態にすると，通常の状態より細胞生存率が上昇する。 ○

解説　LETとは"Linear Energy Transfer"の略で，放射線の単位飛跡当たりのエネルギー損失と定義され，単位は"keV/μm"である。

RBEはLETの値により変化する。LETが10 keV/μmを超えるとRBEは大きくなり，100〜200 keV/μmで最大となる。さらに，LETが大きくなるとRBEは低下するが，それは細胞死に必要なエネルギー以上のエネルギーを細胞に与えるために無駄が生じてしまうためである。このことは"over kill"と呼ばれる（p18図4参照）。

低LET放射線のOERは2.5〜3.0であるが，LETが大きくなるとOERは小さくなり，100〜200 keV/μmでOERは"1"になる。さらに，LETが大きくなっても"1"のままである（p18図4参照）。

RBE値は指標となる生物学的効果，生物の種類，照射条件（線量率，酸素濃度や温度，生理的条件など）で異なる値を示す。すなわち，ある1種類の放射線は固有のRBE値を持つわけではない。

SOBPとは"spread-out Bragg peak"のことである。炭素線治療ではSOBP内のLET/RBEは，深いほど大きくなる。重粒子線では，LETは粒子が重くなるほど，体の深いところへいくほど大きくなる性質がある。

荷電粒子線である陽子線や重イオン線などは，ブラッグピークと呼ばれる，体のある深いところでエネルギー（粒子の速度）が小さくなって，止まる寸前に最高の電離を起こす現象がみられる。

## 2. 原子核

**2005-13** 誤っているのはどれか。1つ選べ。

a．原子核は陽子と中性子から構成される。　　　　　　　　　　　　　　　　　　　　　　○
b．原子核に含まれる陽子の数と原子番号は等しい。　　　　　　　　　　　　　　　　　　○
c．陽子と中性子の質量はおおよそ等しい。　　　　　　　　　　　　　　　　　　　　　　○
d．1 Gyとは物質1 kgに1 calのエネルギーを与える放射線の量をいう。　　　　　　　　　×
e．1 Bqとは1秒間に1個の原子核が崩壊する放射能をいう。　　　　　　　　　　　　　　○

**2006-14** 放射線物理について誤っているのはどれか。

a．原子核は陽子と中性子から構成される。　　　　　　　　　　　　　　　　　　　　　　○
b．原子核に含まれる陽子の数と原子番号は等しい。　　　　　　　　　　　　　　　　　　○
c．陽子と中性子の質量はおおよそ等しい。　　　　　　　　　　　　　　　　　　　　　　○
d．電子と陽電子の対消滅で発生するγ線のエネルギーは，0から1.02 MeVの間に連続的に分布する。　　　　　　　　　　　　　　　　　　　　　　　　　　　　　　　　　　　　　×
e．1 Gyとは物質1 kgに1 Jのエネルギーを与える放射線の量をいう。　　　　　　　　　○

解説　原子核は陽子p（プロトン）と中性子n（ニュートロン）でできている。陽子と中性子とはほぼ同じ重さ（$1.67 \times 10^{-24}$ g）であるが，電気的にプラスか中性かで区別される。したがって単独で存在する中性子が電気的にプラスになれば，陽子へと変身することになる。

ちなみに電子の質量は陽子・中性子の質量の1,800分の1にすぎない。

原子核と周回する電子とが電気的に釣り合っている場合は，陽子の数と電子の数が等しいので原子番号から電子の数を知ることができる。ただし電気的に釣り合っていないイオンには当てはまらない。

物質の単位質量当たりに吸収された放射線のエネルギーの量を吸収線量という。1 Gy＝1 J/kg

である。1 cal/kg ではない。イギリス人グレイに由来する。

　ベクレルとは放射能の単位であって記号は Bq。放射能を発見したフランスの物理学者ベクレルにちなんで命名された。ベクレルとは1秒間に原子が何個壊変するかを表す国際単位であって，1 Bq＝1個/秒つまり $s^{-1}$ で表す。

　電子と陽電子の対消滅で発生する γ 線のエネルギー（電子対生成）は，0 から 1.02 MeV の間に連続的に分布するのではなく，1.02 MeV の線スペクトルである。電子も陽電子もそれぞれ半分の 0.511 MeV のエネルギーを持っている。PET 検査ではこの現象を利用している。

## 3. 単位

**2008-06** 次の単位で誤っている組み合わせはどれか。2つ選べ。

a．照射線量 ――――――― C/kg　　　　○
b．吸収線量 ――――――― R　　　　　×
c．等価線量 ――――――― Sv　　　　　○
d．比放射能 ――――――― Bq　　　　　×
e．質量エネルギー吸収係数 ―― $m^2/kg$　○

**2010-09** 吸収線量の単位はどれか。2つ選べ。

a．R　　　×
b．Gy　　○
c．Sv　　×
d．rem　 ×
e．J/kg　○

**解説**　吸収線量の単位は，Gy＝J/kg＝$m^2/s^2$ である。
　R（レントゲン）は，X 線の照射線量を表す単位である。
　単位物質量当たりの放射能を比放射能（specific radioactivity）という。普通，Bq/mol または Ci/mol で表示される。
　ベクレル（Bq）とは，放射能の量を表す単位である。
　rem（レム）は，"roentgen equivalent in man" の頭文字を取ったもので，電離放射線量の単位である。線量当量の単位であり，放射線が生体に与える影響を考慮した吸収量の単位である。現在はシーベルトを標準単位とする。

## 4. X 線

**2009-13** X 線について正しいのはどれか。1つ選べ。

a．深部治療には，低エネルギーの X 線を使用する。　　　　　　　　　　　　　　　　×
b．特性 X 線のエネルギーは管電圧に依存しない。　　　　　　　　　　　　　　　　　○
c．制動 X 線の最大エネルギーは管電圧に反比例する。　　　　　　　　　　　　　　　×
d．診断用 X 線では原子番号の大きい物質ほど単位質量あたりの吸収が少なくなる。　×
e．物質を通過すると連続 X 線のエネルギースペクトルの短波長側が相対的に減弱する。×

**解説**

　深部治療には，高エネルギーのX線を使用する。骨盤部では10 MV以上の高エネルギーが，声門部喉頭癌などでは4 MVなどの低エネルギーを選択する（図14）。
　特性X線とは，ある原子の電子軌道や原子核において，高い電子準位から低い電子準位に遷移する過程で放射されるX線である。
　制動放射とは減速された荷電粒子が放出する放射のことである。またこのとき，制動X線が放射される。
　X線発生装置（図15）では，ターゲット側を陽極，フィラメント側を陰極として，この間に数10 kVの高電圧をかける。すると，フィラメントから電子が飛びだし，陽極に引っ張られて加速し，ターゲットに衝突する。この衝突時に，2つの種類のX線が放射される（図16）。一つ目は，フィラメントからの電子が減速を受けることによって，制動放射と呼ばれる放射により発せられる制動X線である。また，もう一つはターゲット物質の電子がフィラメントからの高速の電子によってはじき飛ばされる作用により，ターゲット物質固有のX線を出す。これを特性X線という。
　診断用X線と物質との相互作用は主に光電効果であり，物質の原子番号が大きくなるにつれて単位質量当たりの吸収は大きくなる（図17）。光電効果の断面積はZ（原子番号）の約5乗に比例する。そのため，鉛などの重い原子では非常に重要な反応であるのに対し，水などの軽い物質ではあまり重要な反応ではない。コンプトン散乱および電子対生成の断面積は，それぞれ物質の原子番号の1乗と2乗に比例する。
　光電効果あるいはコンプトン散乱による吸収は低エネルギーX線の方が大きいため，連続スペクトルを有するX線が物質を通過すると，低エネルギー（＝長波長）成分の減弱が起こる。高エネルギーのX線の方が低エネルギーのものより遠く（体の奥）まで届くということである。

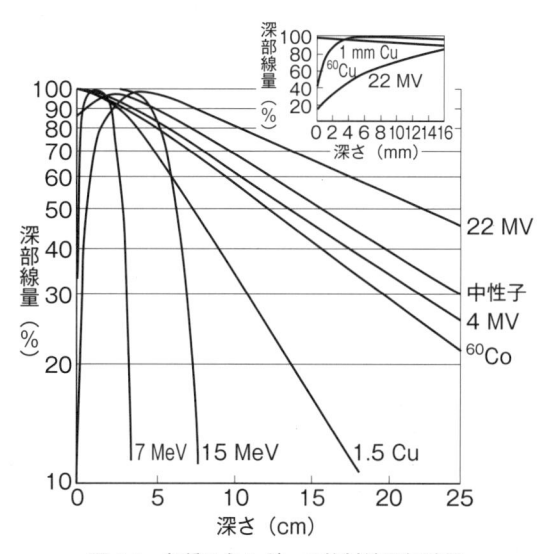

図14　各種エネルギーの放射線深部線量

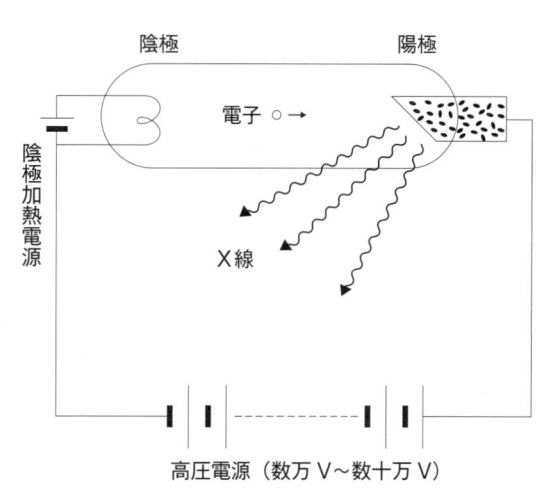

図15　X線の発生方法

（大塚徳勝，西谷源展：Q&A放射線物理学．共立出版，2007より）

総論

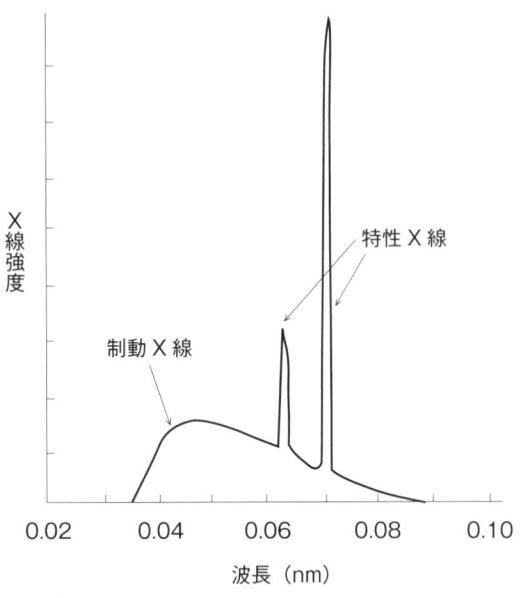

図16　制動X線と特性X線（Moターゲット）

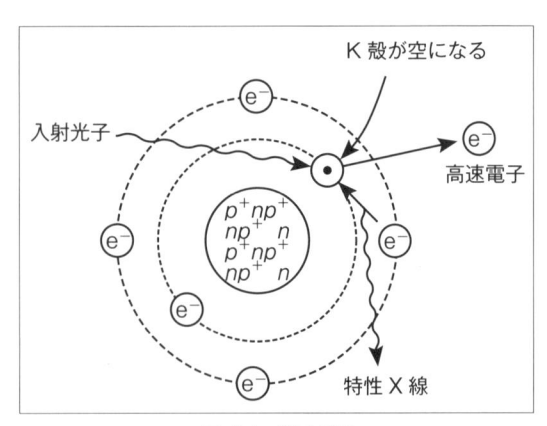

図17　光電効果

## 5. X線の3大効果

**2009-14**　正しいのはどれか．1つ選べ．

a．陽電子は電子と衝突しγ崩壊する．　　　　　　　　　　　　　　　　　　　　　×
b．中性子は荷電がなく，電離放射線ではない．　　　　　　　　　　　　　　　　×
c．治療用X線の吸収は光電効果が主である．　　　　　　　　　　　　　　　　　×
d．高エネルギーの治療用X線では中性子の発生がある．　　　　　　　　　　　　○
e．コンプトン効果は原子核の陽子に光子がぶつかり散乱する現象である．　　　　×

**解説**　陽電子（e⁺）が電子（e⁻）と衝突すると消滅する（陽電子消滅）（図18）．
中性子には荷電はないが，電離放射線である．
治療用X線の吸収はコンプトン効果が主である．水（軽い物質の代表）と光子の交互作用を図19に示す．0.1 MeVから10 MeVまでの広いエネルギー範囲で最も重要な相互作用はコンプトン散乱である．10〜30 keVの低エネルギー領域では光電効果が最も重要な相互作用である．また，20 MeV以上の高エネルギー領域では電子対生成が最も重要となる．
10 MV以上の高エネルギーの治療用X線では中性子も発生してくるため，そのような照射機器がある施設では中性子線の線量も測れるような個人線量計を付けている（図20）．
コンプトン効果は光子と自由電子との反応である（図21）．原子核とは作用しない．

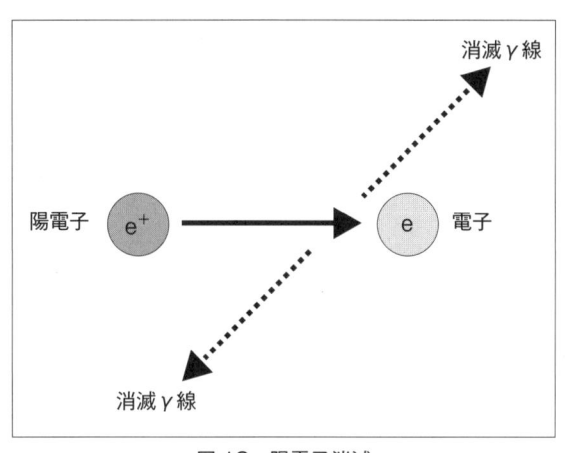

図18　陽電子消滅

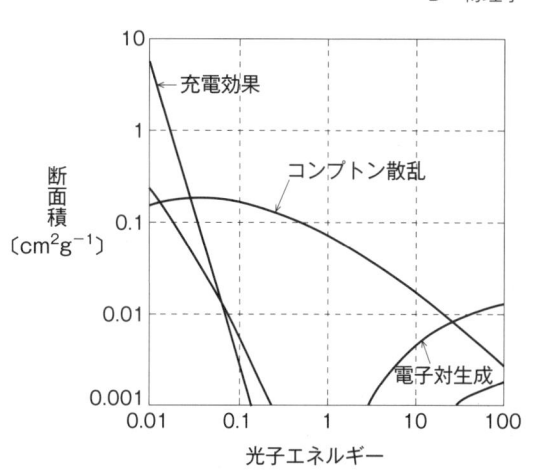

図19　光子と水の相互作用

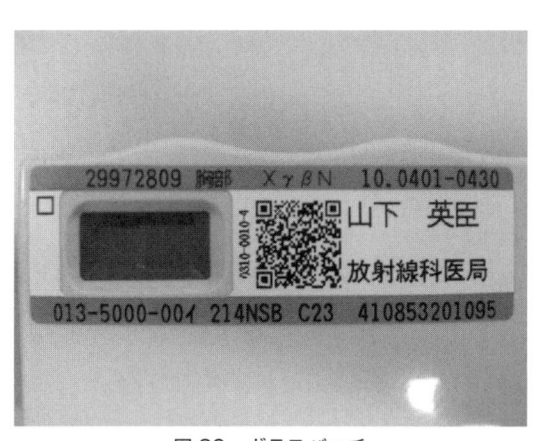

図20　ガラスバッチ

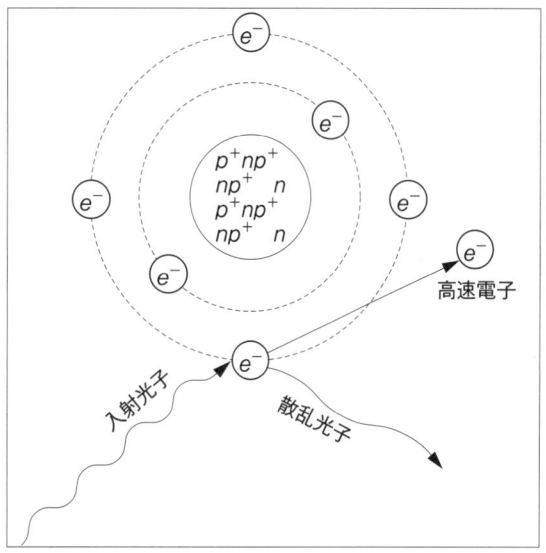

図21　コンプトン効果

# 6. 放射線の種類と性質

**2005-14**　電磁波はどれか。2つ選べ。

a．特性X線　　　　　　　　　　　　　　　　　　　　　　　○
b．α線　　　　　　　　　　　　　　　　　　　　　　　　　×
c．β線　　　　　　　　　　　　　　　　　　　　　　　　　×
d．γ線　　　　　　　　　　　　　　　　　　　　　　　　　○
e．速中性子線　　　　　　　　　　　　　　　　　　　　　　×

**2006-13**　直接電離作用を持つ放射線はどれか。2つ選べ。

a．特性X線　　　　　　　　　　　　　　　　　　　　　　　×
b．α線　　　　　　　　　　　　　　　　　　　　　　　　　○
c．β線　　　　　　　　　　　　　　　　　　　　　　　　　○
d．γ線　　　　　　　　　　　　　　　　　　　　　　　　　×

e．速中性子線　　　　　　　　　　　　　　　　　　　　　　　　　　　　×

**2007-08**　間接電離放射線はどれか．2つ選べ．

　　a．α線　　　　　　　　　　　　　　　　　　　　　　　　　　　　　　×
　　b．β線　　　　　　　　　　　　　　　　　　　　　　　　　　　　　　×
　　c．γ線　　　　　　　　　　　　　　　　　　　　　　　　　　　　　　○
　　d．陽子線　　　　　　　　　　　　　　　　　　　　　　　　　　　　　×
　　e．中性子線　　　　　　　　　　　　　　　　　　　　　　　　　　　　○

**2008-07**　電離放射線と物質の相互作用について正しいのはどれか．2つ選べ．

　　a．中性子線は直接電離の割合が多い．　　　　　　　　　　　　　　　　×
　　b．X線は直接的な作用により電離を起こす．　　　　　　　　　　　　　×
　　c．α線は間接的な作用により電離を起こす．　　　　　　　　　　　　　×
　　d．Compton散乱では間接的に軌道電子が放出される．　　　　　　　　　○
　　e．荷電粒子は，軌道電子とのクーロン力によって直接的に電離する．　　○

**2009-11**　放射線の種類と性質について正しいのはどれか．2つ選べ．

　　a．電磁放射線と粒子放射線がある．　　　　　　　　　　　　　　　　　○
　　b．α線は遮蔽が困難である．　　　　　　　　　　　　　　　　　　　　×
　　c．中性子は電離放射線である．　　　　　　　　　　　　　　　　　　　○
　　d．X線は紫外線に比べて波長が長い．　　　　　　　　　　　　　　　　×
　　e．γ線は粒子性を持たない．　　　　　　　　　　　　　　　　　　　　×

**解説**　放射線には電磁放射線と粒子放射線がある．電磁放射線にはX線，γ線が含まれる．一方，粒子放射線には，α線，β線，陽電子線，陽子線，重イオン線，中性子線が含まれる．

　α線，β線，陽電子線，陽子線，重イオン線は粒子が荷電しているために物質の透過能力が低い．α線の遮蔽は容易である．α線は紙1枚程度で遮蔽できる（図22）．

　電離放射線（ionizing radiation）には，X線，α線，β線，γ線，重陽子線，陽子線，電子線，中性子線が含まれる．電離作用とは，原子の軌道電子をはじき飛ばすことによって，原子を陽イオンと電子に分離する作用のことである．電離性でない放射線とは，電離作用を持たないような低いエネルギーの放射線のことである．紫外線でさえも電離作用を有する．

　電子，陽子，α粒子などの荷電粒子は軌道電子とのクーロン力によって直接的に電離するため直接電離放射線（directly ionizing radiation）といい，γ線（電磁波），X線，中性子の非荷電粒子は，間接電離放射線（indirectly ionizing radiation）という．

　コンプトン散乱は，入射するγ線がエネルギーの一部を軌道電子に与えてこれをはじき飛ばし，自らはエネルギーを減少させて散乱される現象である．

　X線は紫外線に比べて波長が短く，高エネルギーである．

　γ線は電磁性も粒子性も持つ．X線やγ線などの電磁波の粒子性に着目したときには，これらを光子という．

D　物理学

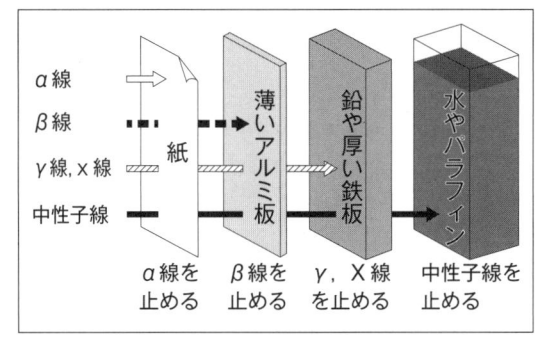

（大塚徳勝, 西谷源展：Q&A 放射線物理学, 共立出版, 2007 より一部改変）
図22　α線の遮閉

## 7. 放射線治療に使用される核種

**2005-19**　小線源治療に用いられる放射線同位元素の半減期の正しい組み合わせはどれか。1つ選べ。

a. $^{137}$Cs ── 5.6 年　　×
b. $^{198}$Au ── 3.82 日　　×
c. $^{125}$I ── 59.4 日　　○
d. $^{192}$Ir ── 115 日　　×
e. $^{226}$Ra ── 622 年　　×

**2006-18**　小線源治療に用いる線種でγ線でないのはどれか。1つ選べ。

a. 60 Co　　○
b. 90 Sr　　×
c. 125 I　　○
d. 192 Ir　　○
e. 198 Au　　○

**2008-17**　半減期が最も短いのはどれか。1つ選べ。

a. I-125　　×
b. I-131　　×
c. Cs-137　　×
d. Ir-192　　×
e. Au-198　　○

**2010-06**　次の放射性同位元素のうち，半減期が4番目に長いのはどれか。1つ選べ。

a. H-3　　×
b. I-131　　×
c. Cs-137　　×
d. Ir-192　　○
e. Ra-226　　×

総　論

**解説**　子宮癌の低線量率（LDR）腔内照射などに使用される $^{137}$Cs の半減期は 30.17 年，頭頸部癌の組織内照射に使用される $^{198}$Au の半減期は 2.69 日，前立腺癌永久挿入密封小線源治療に使用される $^{125}$I の半減期は 59.4 日，子宮癌の高線量率（HDR）腔内照射などに使用される $^{192}$Ir の半減期は 73.8 日，$^{137}$Cs 同様 LDR に使用される $^{226}$Ra の半減期は 1620 年である。

Basedow 病や甲状腺分化癌の内用療法に使用される $^{131}$I の半減期は 8 日である。

骨転移による癌性疼痛の治療に用いられる $^{90}$Sr は純 $\beta$ 線放出核種である。

$^{60}$Co はガンマナイフの線源などとして使用されている。

$^{3}$H（トリチウム）の半減期は 12.33 年である。$\beta$ 崩壊をする。炭素や水素は半減期が長い核種の代表である。

# E 管理技術

## 1. 線量限度

**2005-01** 放射線診療従事者の線量限度について誤っているのはどれか。1つ選べ。

a. 目の水晶体の等価線量限度は，年間 150 mSv である。 ○
b. 実効線量限度は，1年間で 100 mSv である。 ×
c. 妊娠可能な女性の実効線量限度は，3ヶ月当たり5mSv である。 ○
d. 妊娠中の女性の線量限度は，妊娠と診断されてから出産までに腹部表面で 2 mSv である。 ○
e. 皮膚の等価線量限度は，年間 500 mSv である。 ○

**2006-02** 従事者の線量限度について誤っているのはどれか。1つ選べ。

a. 皮膚の等価線量限度は 500 mSv/年である。 ○
b. 実効線量限度は5年間で 500 mSv である。 ×
c. 目の水晶体の等価線量限度は 150 mSv/年である。 ○
d. 妊娠を申告してから出産までの全妊娠期間で，腹部表面における等価線量限度は 2 mSv である。 ○
e. 妊娠可能で妊娠の意思がある女性の実効線量限度は 5 mSv/3 カ月である。 ○

**2007-02** 線量限度・安全管理で正しいのはどれか。1つ選べ。

a. 患者の実効線量限度は，従事者の限度の 10 倍である。 ×
b. 放射線科医師の実効線量限度は，年間 500 mSv である。 ×
c. 妊娠可能な女性には他の従事者とは異なる管理を適用する。 ○
d. 核医学検査室と異なり，CT 検査室には管理区域を設定しない。 ×
e. 放射線を利用する研究者へは，実効線量限度は適用しない。 ×

**2009-08** 職業被曝の線量限度として誤っているのはどれか。2つ選べ。

a. 実効線量として5年間で 50 mSv ×
b. 水晶体の等価線量として 150 mSv ○
c. 皮膚の等価線量として 300 mSv ×
d. 妊娠期間中の腹部表面で 2 mSv ○
e. 女性の場合3カ月に5mSv ○

**解説**
　実効線量限度は，1年間で 50 mSv，5年間で 100 mSv である。
　職業被ばくの年実行線量限度は5年間で 100 mSv，年 50 mSv（＝0.05 Gy）である。ちなみに，公衆被ばくでは年 1 mSv が限度である。CT 検査1回分がおおよそ 10 mSv である。自然放射線による世界平均の被ばく量は年 2.4 mSv である。
　皮膚の等価線量限度は年 500 mSv である。
　3カ月に5mSv が適応される女性とは妊娠可能者のことである。
　患者には実効線量限度は適応されない。
　CT 検査室にも管理区域を設定する。
　放射線を利用する研究者にも，実効線量限度は適用される。

総論

## 2. 安全管理

**2006-11** 放射線施設の安全管理について**誤っている**のはどれか。1つ選べ。

a．病院・診療所が初めて放射線診療装置を使用する場合には，あらかじめ医療法に基づいた届出が必要である。　○
b．診療用高エネルギー発生装置を設置する場合は，放射線障害防止法に関する手続きが必要である。　○
c．放射線診療室の放射線管理のための測定は，1週間に一度行い，法令の線量基準が担保されているかを評価する。　×
d．放射線診療従事者は，雇入時または配置換えおよびその後半年を越えない毎に健康診断を受ける必要がある。　○
e．妊娠可能な女性放射線診療従事者が個人線量計を装着する部位は腹部表面である。　○

**解説**　放射線診療室の放射線管理のための測定は，診療を開始する前に1回，診療を開始した後には1ヵ月を超えない期間ごとに1回の測定が義務付けられている。

## 3. 退出基準

**2007-04** 正しいのはどれか。2つ選べ。

a．女性に対する放射線診断で10日ルールは守らなければならない。　×
b．同一放射能で，同一距離からの18Fと99mTcとの実効線量は同等である。　×
c．授乳中の女性に対しガリウム検査を施行したため，3週間の授乳制限を行った。　○
d．前立腺への$^{125}$Iシード線源挿入後，容態が安定していたので一般病室管理とした。　×
e．甲状腺機能亢進症に対して$^{131}$Iカプセルを333 MBq投与したので，入院させずに帰宅した。　○

**解説**　前立腺癌に対する密封小線源永久挿入治療では日本においては治療ガイドライン上管理区域からの退出基準が設けられており，体内残存放射能が1,300 Mbq以下か，患者の体表面から1m離れた地点における1cm線量当量率が1.8 μSv/h以下でなければならない。したがって，体積の大きな前立腺ではこの基準を超える量の放射能が必要となり，治療適応外となる可能性がある。挿入後この条件を満たすようになるまで約1日かかる。当院では，個室を一時管理区域として管理している。

放射性ヨウ素−131の治療については，「放射性医薬品を投与された患者の退出について」により，投与量，測定線量率，患者毎の積算線量計算に基づく退出基準が示されている。放射性医薬品（ヨウ素−131）を投与された患者の退出・帰宅における放射能量と線量率は，投与量または体内残留放射能量：500 MBqか，患者の体表面から1mの点における1cm線量当量率：30 μSv/hである。投与量が333 MBqであれば退出基準を満たしている。2010年の新しい退出基準では，I-131の30 mCiまで外来投与が可能になった。

## 4. 医療被ばく

**2006-04** 医療被曝に**含まれない**のはどれか。1つ選べ。

a．妊娠中の女性のCT撮影による胎児の被曝　○
b．乳児のX線撮影に付き添っていた母親の被曝　○
c．血管撮影時に患者の近傍に立っていた看護師の被曝　×
d．放射線治療を受ける患者の治療計画用CTによる被曝　○

e．がん検診の PET-CT による被曝　　　　　　　　　　　　　　　　　　　○

**2007-01**　医療被ばくで集団線量に最も影響するのはどれか。1つ選べ。

a．CT　　　　　　　　　　　　　　　　　　　　　　　　　　　　　　　○
b．PET　　　　　　　　　　　　　　　　　　　　　　　　　　　　　　　×
c．血管造影　　　　　　　　　　　　　　　　　　　　　　　　　　　　　×
d．消化管造影　　　　　　　　　　　　　　　　　　　　　　　　　　　　×
e．単純 X 線撮影　　　　　　　　　　　　　　　　　　　　　　　　　　×

**2008-03**　医療被ばくはどれか。2つ選べ。

a．胸部造影 CT 検査を受けた患者の被ばく　　　　　　　　　　　　　　　○
b．肝癌患者へ IVR を施行した医師の被ばく　　　　　　　　　　　　　　×
c．患児の RI 検査に付き添った母親の被ばく　　　　　　　　　　　　　　○
d．病院からの放射性廃棄物処理業者の被ばく　　　　　　　　　　　　　　×
e．漏洩線量を測定した診療放射線技師の被ばく　　　　　　　　　　　　　×

**2009-09**　医療被ばくに含まれないのはどれか。1つ選べ。

a．人間ドックで肺がんの CT 検診を受けた患者の被ばく　　　　　　　　　○
b．乳幼児の X 線撮影に付き添った母親の被ばく　　　　　　　　　　　　○
c．放射線治療患者の治療計画用 CT による被ばく　　　　　　　　　　　　○
d．妊娠女性の腹部 X 線撮影による胎児の被ばく　　　　　　　　　　　　○
e．血管撮影時に患者の傍で介助した看護師の被ばく　　　　　　　　　　　×

**解説**　医療被ばくとは X 線検査や放射線治療など医療を受ける患者の被ばくのことをいう。これには集団検診も含まれている。医療被ばくが他の被ばくと違う重要な点は被ばくを伴う医療によって得られる利益（メリット）があるということである。
　看護師は血管撮影によるメリットを受けない。職業被ばくではあるが医療被ばくではない。
　集団線量とは特定の行為により被ばくを受ける集団を構成する個人が受ける線量当量をその集団について合計したものである。国民 1 人当たり年間の線量当量は，かつては検査件数の多い単純 X 線撮影の方が CT よりも影響が大きかったが，その後 CT 検査による国民 1 人当たりの年間被ばく量が約十年間で 3 倍に増えたため，現在は CT による影響が最も大きい。核医学診断，消化管造影，血管造影の影響は上記より 1 桁以上低い。

総論

# F　その他

**2007-07**　自然放射線で人体への実効線量が最大なのはどれか。1つ選べ。

a．宇宙線　　　　　　　　　　　　　　　　　　　　　　　　　　　　　　　　×
b．$^{14}$C からのβ線　　　　　　　　　　　　　　　　　　　　　　　　　　　×
c．地底からのγ線　　　　　　　　　　　　　　　　　　　　　　　　　　　　×
d．$^{40}$K からのβ線，γ線　　　　　　　　　　　　　　　　　　　　　　　×
e．ラドンおよびその娘核種からのα線，β線　　　　　　　　　　　　　　　○

**解説**
宇宙線＝0.39 mSv/年
大地＝0.48 mSv/年
ラドン＝1.23 mSv/年

自然界からの放射線を「自然放射線」という。今，1人が1年間に自然放射線を受けている量は，世界平均で 2.4 mSv と言われている。

**2007-11**　乳房温存術後の残存乳癌細胞致死線量を 5000 cGy，乳房正常皮膚組織の耐容線量を 55 Gy とした場合に治療可能比として正しいのはどれか。1つ選べ。

a．0.011　　×
b．0.909　　×
c．1　　　　×
d．1.1　　　○
e．90.909　　×

**解説**
治療可能比＝正常組織の耐容線量/腫瘍の治癒線量（＞1）＝55/50＝1.1

**2008-12**　次の評価法で有病率の大小に左右されないのはどれか。2つ選べ。

a．感度　　　　　　　×
b．特異度　　　　　　×
c．正診率　　　　　　×
d．陽性反応適中度　　○
e．陰性反応適中度　　○

**解説**

|  | 疾患あり | 疾患なし | 合計 |
|---|---|---|---|
| 検査陽性 | 真陽性 (a) | 偽陽性 (b) | a＋b |
| 検査陰性 | 偽陰性 (c) | 真陰性 (d) | c＋d |
| 合計 | a＋c | b＋d | a＋b＋c＋d |

・鋭敏度（感度）＝検査陽性／本当に病気＝a/a＋c
・特異度＝検査陰性／本当に健常＝d/b＋d
・有病率＝a＋c/a＋b＋c＋d

- 偽陰性率＝c/a＋c
- 偽陽性率＝b/b＋d
- 陽性予測値＝a/a＋b（陽性反応適中度）
- 陰性予測値＝d/c＋d（陰性反応適中度）
- 陽性尤度比＝鋭敏度（感度）／1－特異度＝鋭敏度（感度）／偽陽性率
- 有病正診率（true positive ratio）＝感度＝a/(a＋c)

　有病率の大小とは（a＋c）の大小のことである。もちろん『1－(a＋c)』である（b＋d）も左右される。したがって，感度，特異度，正診率は有病率に左右される。

### 2008-13　Röntgen博士がエックス線を発見したのはどれか。

|   |   |   |
|---|---|---|
| a. | 1695年 | × |
| b. | 1795年 | × |
| c. | 1845年 | × |
| d. | 1895年 | ○ |
| e. | 1945年 | × |

**解説**　X線はドイツの物理学者ヴィルヘルム・コンラート・レントゲンにより1895年に発見された。「X線」発見は，後に第1回ノーベル物理学賞（1901年）を受賞した。

### 2008-14　放射線作用の発現過程で最も早くおこるのはどれか。

|   |   |   |
|---|---|---|
| a. | 生化学的過程 | × |
| b. | 化学的過程 | × |
| c. | 物理的過程 | ○ |
| d. | 生物学的過程 | × |
| e. | 医学的過程 | × |

### 2010-01　放射線作用の発現過程のうち，2番目に起こるのはどれか。1つ選べ。

|   |   |   |
|---|---|---|
| a. | 化学的過程 | ○ |
| b. | 物理的過程 | × |
| c. | 臨床的過程 | × |
| d. | 生化学的過程 | × |
| e. | 生物学的過程 | × |

**解説**　物理的過程→化学的過程→生物学的過程の順に起こる。
　照射後まず，物理的過程として電離・励起（$10^{-18}$秒），続いてラジカル形成（$10^{-12}$秒）→分子反応が起きる。
　物理的過程はわずか$10^{-15}$秒で終了する。化学的過程は$10^{-6}$秒程度である。生化学的過程には幅があるが，秒単位を超える場合が多い。生物学的過程は，秒単位から何年にも及ぶ。

### 2008-15　放射線の歴史に関して正しい組み合わせはどれか。

|   |   |   |
|---|---|---|
| a. | Bergonie & Tribondeauの法則 ──── 1933年 | × |
| b. | サイクロトロンの発明 ──────── 1952年 | × |

総論

c．リニアックでの初めてのがん患者治療 ── 1952 年 ○
d．組織の放射線感受性の分類（Casarett）── 1988 年 ×
e．重粒子線での初めてのがん患者治療 ── 1995 年 ×

**解説**　1906 年，フランスの医師，ベルゴニーとトリボンドがラットの精巣にラジウムの γ 線を照射して，細胞の増殖，分化の程度と放射線感受性について調べた。
　サイクロトロンは，アメリカの実験物理学者 Ernest Orlando Lawrence によって 1930 年に発明された。
　1946 年にイギリスにおいて最初のマイクロ波リニアックが開発され，1950 年にはスタンフォード大学とバリアン社がアイソセントリック型リニアックを開発，1953 年にハマースミス病院で 2 MW のマグネトロンによる X 線の治療が始まった。
　組織の放射線感受性の分類した Geroge W. Casarett は，1980 年に "Radiation Histopathology" という題名で雑誌 "Boca Raton" に発表している。
　重粒子線治療の歴史は古く，1930 年代にはすでに速中性子線治療が行われている。

**2009-16**　我が国において 2005 年の時点でがん患者のうち放射線治療を受けた割合はどれか。1 つ選べ。

a．5% ×
b．10% ×
c．25% ○
d．50% ×
e．70% ×

**解説**　アメリカでは 66% とわが国よりもはるかに高率に放射線治療を受けている。

# 各論

A 中枢神経部
B 頭頸部
C 胸部
D 消化器
E 泌尿器
F 婦人科
G 血液・リンパ
H 内照射療法
I 緩和照射
J 良性疾患
K 治療計画
L その他

## 各論

**各論で用いる主な略語一覧（アルファベット順）**

| 略語 | スペルアウト | 日本語 |
|---|---|---|
| AHF | accelerated hyperfractionation | 加速過分割 |
| ASTRO | American Society for Therapeutic Radiology and Oncology | 米国放射線腫瘍学会 |
| BED | biological effective dose | 生物学的等価線量 |
| BEV | beam's eye view | ビーム方向像 |
| CCRT | cocurrent chemoradiation therapy | 同時化学放射線併用療法 |
| CRT | chemoradiation therapy | 化学放射線療法 |
| CTV | clinical target volume | 臨床標的体積 |
| GOG | Gynecologic Oncology Group | 婦人科腫瘍学グループ |
| GTV | gross tumor volume | 肉眼的腫瘍体積 |
| HCC | hepatocellular carcinoma | 肝細胞癌 |
| HF | hyperfractionation | 過分割 |
| IMRT | intensity modulated radiotherapy | 強度変調放射線治療 |
| MESCC | metastatic epidural spinal-cord compression | 悪性脊髄圧症候群 |
| MLC | multi leaf collimator | 多分割絞り |
| NSCLC | non-small cell lung cancer | 非小細胞肺癌 |
| OAR | organ at risk | 危険臓器 |
| PCI | prophylactic cranial irradiation | 予防的全脳照射 |
| QOL | quality of life | 生活の質 |
| RT | radiation therapy | 放射線治療 |
| SBRT | sutereotactic body radiotherapy | 体幹部定位照射 |
| SCLC | small cell lung cancer | 小細胞肺癌 |
| SRS | stereotactic radiosurgery | 定位放射線手術 |
| SRT | stereotactic radiotherapy | 定位放射線治療 |
| STI | stereotactic irradiation | 定位放射線照射 |
| SVC | superior vena cava | 上大静脈 |
| （雑誌名） | | |
| NEJM | *The New England Journal of Medicine* | |
| JCO | *Jounal of Clinical Oncology* | |
| IJROBP | *International Journal of Radiation Oncology\*Biology\*Physics* | |

# A 中枢神経

## 脳腫瘍

**2005-23** 脳腫瘍で播種が発生し易いのはどれか。2つ選べ。

- a．膠芽腫 ×
- b．髄芽腫 ○
- c．上皮腫 ○
- d．血管芽腫 ×
- e．血管外皮腫 ×

**2006-22** 神経膠腫の放射線治療について正しいのはどれか。1つ選べ。

- a．術後照射が基本である。 ○
- b．全脳照射が必須である。 ×
- c．放射線感受性が高い。 ×
- d．高齢者の予後は良好である。 ×
- e．CTV の決定に造影 CT が有用である。 ×

**2007-20** 全中枢神経系照射を行う可能性があるのはどれか。2つ選べ。

- a．頭蓋咽頭腫 ×
- b．髄芽腫 ○
- c．髄膜腫 ×
- d．胚腫 ○
- e．悪性神経膠腫 ×

**2008-22** 治療法と疾患の組み合わせで誤ってるのはどれか。1つ選べ。

- a．定位放射線照射 ──────── 聴神経腫瘍 ○
- b．化学放射線療法 ──────── 食道癌 ○
- c．温熱併用放射線療法 ──────── 軟部組織肉腫 ○
- d．ヨウ素（$^{125}$I）組織内照射 ──────── 甲状腺癌 ×
- e．高線量率イリジウム（$^{192}$Ir）腔内照射 ── 子宮頸癌 ○

**2009-20** 全中枢神経系照射の最も良い適応疾患はどれか。1つ選べ。

- a．膠芽腫 ×
- b．上衣腫 ×
- c．中枢性神経細胞腫 ×
- d．胚腫（germinoma） ×
- e．髄芽腫 ○

**2009-21** 放射線治療に関して誤っているのはどれか。1つ選べ。

- a．悪性膠芽腫の治療には，テモゾロマイド併用の放射線治療が行われる。 ○
- b．中枢神経悪性リンパ腫には，Methotrexate（MTX）大量療法＋放射線治療が行われる。 ○

各 論

　　c．定位放射線治療を行うための固定法に，ネジ式，歯型式，マスク式などがある。　　○
　　d．ガンマナイフはリニアックを用いた定位放射線治療装置である。　　×
　　e．サイバーナイフは産業用ロボットアームにリニアックを搭載している。　　○

**2009-22** 膠芽腫の術後治療として正しいのはどれか。1つ選べ。

　　a．三次元的照射技術を用いた通常分割照射　　○
　　b．化学療法（シスプラチン）　　×
　　c．全脳全脊髄照射　　×
　　d．定位放射線治療　　×
　　e．密封小線源治療　　×

**2010-90** 脳腫瘍の放射線治療について正しいのはどれか。

　　a．髄膜腫は術後照射の良い適応である。　　×
　　b．髄芽腫では術後照射は生存率を向上させない。　　×
　　c．胚腫では放射線治療単独で治癒は期待できない。　　×
　　d．原発性悪性リンパ腫では放射線単独治療の成績は良好である。　　×
　　e．膠芽腫ではテモゾロマイド併用により放射線治療成績は向上する。　　○

**解説**　　髄芽腫は髄膜播種を起こす確率が40%前後はあることから，術後放射線治療の絶対的適応であり，全脳脊髄照射が標準と考えられている。上衣腫は，病理学的高悪性度，テント下腫瘍あるいは髄膜播種／髄液細胞診陽性症例には全脳脊髄照射が行われることもある。中枢性神経細胞腫（central neurocytoma）は浸潤性の腫瘍ではないので全脳脊髄照射は不要である。手術で取り残しても大きくならないこともあるのでしばらくは観察する。残った腫瘍に放射線治療は有効である。側脳室の中にできることが多い。胚腫（germinoma）で髄膜播種が発生する危険性は10%程度である。副作用も考慮して現在，全脳脊髄照射が行われることは少ない。頭蓋咽頭腫，髄膜腫，血管芽腫は良性の脳腫瘍であり，播種はまず起きない。
　　現在，初発の悪性膠芽腫（glioblastoma：GBM）に対する治療は，手術的にできるだけ摘出し，術後テモゾロミド（経口抗癌剤）を併用した放射線治療を行うことが標準的である（*N Engl J Med* 352: 987-996, 2005）。化学療法の標準レジメンはシスプラチンではなくテモゾロミドである。開始から40～50 Gyまでの拡大局所照射野はMRIのT2強調画像での浮腫領域＋2 cmマージン，それ以降60 Gyまでの局所照射野はMRIで造影される腫瘍＋1.5～2 cmマージンとする（図1）。CTVの決定に造影CTは有用ではない。比較試験の結果，全脳照射を用いることは推奨されていない（*J Neurosurg* 71: 1-9, 1989）。GBMに「外照射＋化学療法」後にSRSで追加照射しても生存や脳局所制御やQOLはSRSの追加なしと比べて改善しない。進行や再発時にSRSを使用する十分なエビデンスはない。新規症例や進行／再発症例に対してSRTを用いる十分なエビデンスはない（*IJROBP* 63: 47-55, 2005）。高齢者の予後は不良である。放射線感受性は高くない。頭蓋内播種を生じることは稀ではない。
　　CNSリンパ腫には大量MTX＋全脳照射が標準治療法である。MTXは大容量を静脈内投与することによりBBBを超えてCNSに到達する。現在は，より化学療法を強力にした，R-MPV療法（リツキサン＋大量MTX＋プロカルバジン＋ビンクリスチン）＋全脳照射で2年生存率が67%という非常によい結果の報告（*JCO* 25: 4730-4735, 2007）もある。
　　ガンマナイフはネジ式（図2），X線による脳SRTにはマスク式（図3）の固定法が用いられる。主に脳転移に使用されているガンマナイフはその名の通り，コバルト60を線源とするγ線を利用している（図4）。リニアック（直線加速器）とは別物である。サイバーナイフは小型化されたリニアックが，6つの関節を有するロボットアームに装着されていて，患者の周囲を自由

自在に動く（図5）。

　聴神経腫瘍に対して，最近は侵襲性が低い治療としてSTIが選択される機会が増えてきた。放射線治療の目標は近接する脳神経の障害など正常組織の有害事象を起こすことなく腫瘍の増大を抑制し，聴力を温存することである。腫瘍径が3cm未満の場合は，1回照射であるSRS，ガンマナイフも行われているが，3cm以上5cm未満程度の大きさの場合や，3cm未満でも晩期有害事象を減ずるためには，分割照射であるSRTを考慮する。

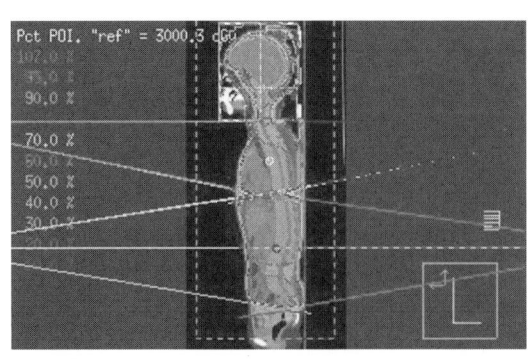

図1　全脳全脊髄照射

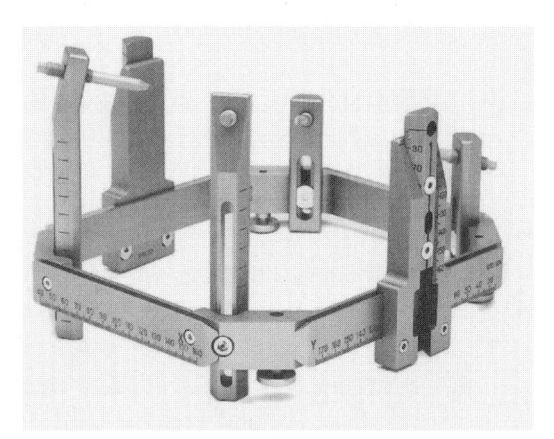

図2　ネジ式

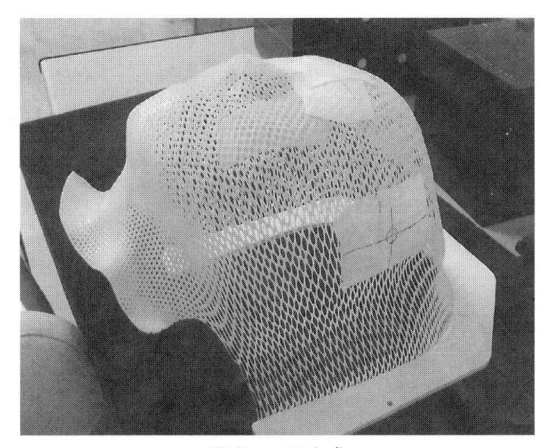

図3　マスク式

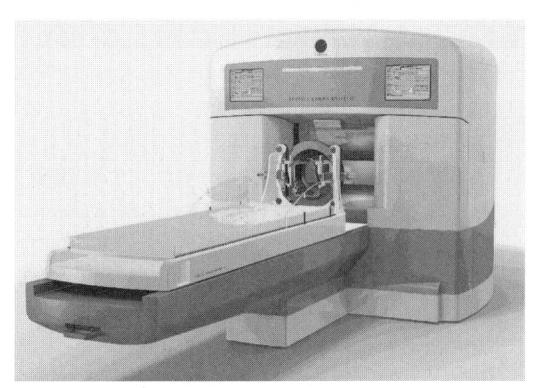

図4　ガンマナイフ

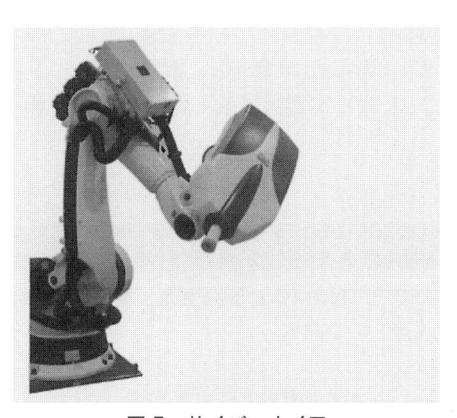

図5　サイバーナイフ

各論

# B 頭頸部

## 1. 頭頸部癌

**2010-91** 頭頸部癌について誤っているのはどれか。1つ選べ。

a. 甲状腺癌は放射線感受性が低い。 ○
b. 耳下腺癌は放射線感受性が高い。 ×
c. 眼窩原発 MALT リンパ腫は放射線治療が第一選択となる。 ○
d. 頭頸部扁平上皮癌の放射線治療では治療期間は予後因子となる。 ○
e. 上咽頭癌に対する放射線治療は強度変調放射線治療の適応を考慮する。 ○

**解説** 甲状腺癌の多くは分化癌であり RT の感受性は低い。
耳下腺癌は放射線感受性が低く、術後の再発予防程度の効果しか期待できない。
MALT リンパ腫は眼ならびにその付属器原発が胃原発と並んで多いが、その治療法は経過観察もしくは 30 Gy 程度の RT 単独である。
頭頸部 SqCC や食道 SqCC、子宮頸部 SqCC では放射線の総治療期間が予後因子となる。
上咽頭癌では、周囲正常組織である脳幹や視神経・視交叉などの耐容線量が低いため、IMRT を用いてそれらの OAR への線量を制約する。

## 2. 口腔腫瘍

**2006-23** 口腔腫瘍について誤っているのはどれか。1つ選べ。

a. 唾液腺障害は照射早期より生じる。 ○
b. 初診時 N0 の口腔腫瘍でも約 30％ で後発リンパ節転移を認める。 ○
c. 唾液分泌障害は味覚障害よりも遷延することが多い。 ○
d. 放射線治療前の抜歯は避け、治療終了後に行う。 ×
e. 加速多分割照射では通常分割照射と比較して急性障害の増強が認められることが多い。 ○

**解説** 唾液腺障害（口腔内乾燥）は照射早期（1〜2 週目）より生じる。初診時 N0 の口腔腫瘍（舌癌）でも約 30％ で後発リンパ節転移を認める。これに対してはリンパ節郭清を行う。唾液分泌障害は味覚障害よりも遷延することが多い（*IJROBP* 66: 1422-1429, 2006）。放射線治療後の抜歯は避け、治療終了前に行うようにする。RT 後の抜歯は創傷の治癒が悪く膿瘍や顎骨炎などのリスクあるためである。治療効果を高めるために行う加速多分割照射（1日2回、1回 1.5 Gy など）では通常分割照射と比較して急性障害の増強が認められることが多い。

## 3. 早期喉頭癌

**2007-21** 60 歳代の男性。声門癌 T1N0M0 と診断され、総線量 66 Gy/33 分割の放射線治療を計画した。正しいのはどれか。2つ選べ。

a. 潜在的な遠隔転移に対して、全身化学療法を併用する。 ×
b. 咽頭粘膜炎に対して、照射期間中の食生活指導を行う。 ○
c. 線量の均一性を保つためにウェッジフィルターを使用する。 ○

d．脊髄の耐容線量を越えないように 40 Gy 以降で照射野を縮小する。　　　　　　　　　×
　　e．ビルドアップ効果があるので 10 MV 以上の高エネルギー X 線を使用する。　　　　　×

### 2007-18　放射線治療の適応として不適当なのはどれか。2つ選べ。

　a．直腸癌の局所再発。膀胱，仙骨神経叢に浸潤。疼痛，血尿を認める。遠隔転移なし。　　○
　b．食道癌の術後。両側の癌性胸膜炎で再発。両側に血清胸水を認めるが，他遠隔転移なし。　×
　c．切除不能膵臓癌。腹膜播種，多発肝転移を伴う。全身状態は良いが心窩部痛はモルヒネでコン
　　　トロール困難。　　　　　　　　　　　　　　　　　　　　　　　　　　　　　　　　　○
　d．喉頭癌 T1N0M0。放射線治療を本人と家族に説明した。家族は放射線治療に積極的であるが，
　　　本人は手術を希望し，放射線治療を拒否している。　　　　　　　　　　　　　　　　　×
　e．径 3 cm 腹壁皮下の腫瘍を切除したところ組織診は脂肪肉腫であった。肉眼的な残存は無いが，
　　　良性腫瘍を前提として切除したため切除断端は 5 mm 以内であった。　　　　　　　　　○

**解説**　　声門部喉頭癌 T1N0M0（図 6）に対する RT には全身化学療法の併用は不要である。T2N0 症例ではプラチナベースの化学療法を加えたり，照射法を工夫したり（後半 1 日 2 回など）して，成績の向上を目指す。

　放射線による咽頭粘膜炎に対して，カレーなどの刺激物などは避けるように食生活指導を行う。

　左右対向 2 門照射であるので，照射野の前方（喉の前）の方が後方（喉の奥，椎体の前辺り）よりも体の厚さが薄い。線量の均一性を保つためにウェッジフィルターを使用して厚さの差を補正する（図 7）。

　T1N0 に対する左右対向の照射野は 5×5 cm 程度の四角形の照射野で，最初から脊髄は照射野に含まれない（図 7）。

　喉の辺りは，体幹部などと比べ厚さも薄く，腫瘍部（特に前方）の線量が落ちないように低エネルギー（4 MV を用いることが多いが，6 MV を用いることもある）を用いる。そのため，皮膚炎は強く出てしまう（図 8）。骨盤部には 10 MV 以上の高エネルギー X 線を使用する。

　早期喉頭癌に対する初期治療として RT が選ばれているのは臓器温存という観点からである。さらに，RT 後の再発病変に対して救済手術を行っても最初から根治切除術を行った場合と比べて成績は落ちない。したがって，十分な説明をした後に，患者が RT を拒否した場合，初回治療として手術を行うことに何ら問題はない。

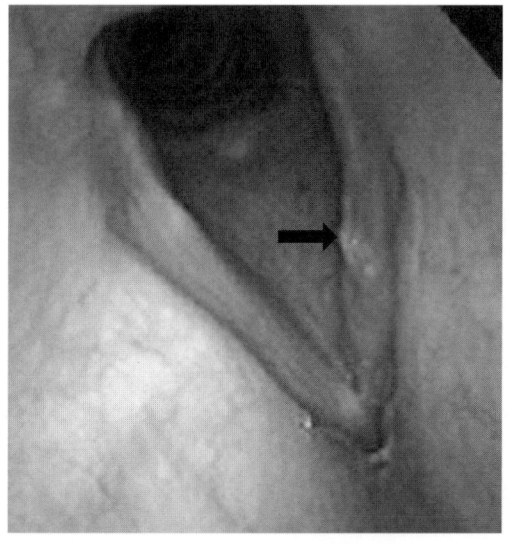

図 6　声門部喉頭癌（矢印：病変）

各論

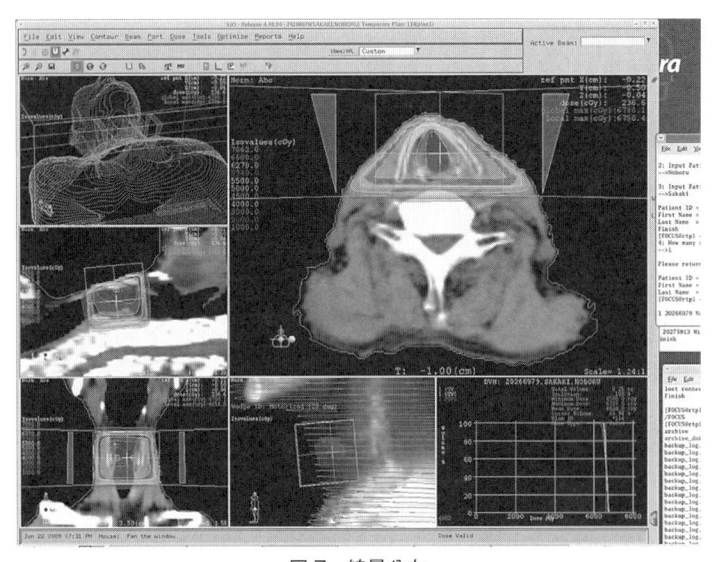

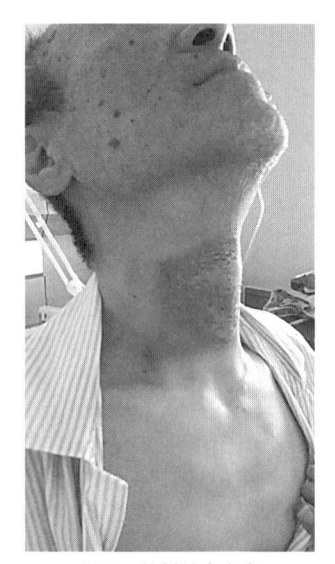

図7　線量分布

図8　放射線皮膚炎

## 4. 上顎癌

**2005-20** 上顎癌について正しいのはどれか。1つ選べ。

a．前方側方交叉照射　　　　　　　　　　　　　　　　　　　　　　　○
b．上頸部リンパ節への予防照射　　　　　　　　　　　　　　　　　　×
c．頬部皮膚への浸潤はT3（UICC，2002年第6版）　　　　　　　　×
d．顎動脈からの動注化学療法　　　　　　　　　　　　　　　　　　　×
e．照射野が大きいので放射線治療時の固定具は不要　　　　　　　　　×

**解説**　　原発巣には前方と側方からの直交二門照射あるいは側方照射に交差角をつける準直交二門照射が一般的である（図9）。
　　N0症例の場合，頸部リンパ節領域をCTVに含めるべきか否かの結論は出ていない。リンパ節転移率は低いため不要とする意見が多い。
　2002年第6版TNM分類で頬部皮膚への浸潤はT3でなくT4aである（第7版でもT4a）。
　シスプラチンの動注化学療法は顎動脈からでなく浅側頭動脈から行われる。
　患者固定はシェル固定が原則である。

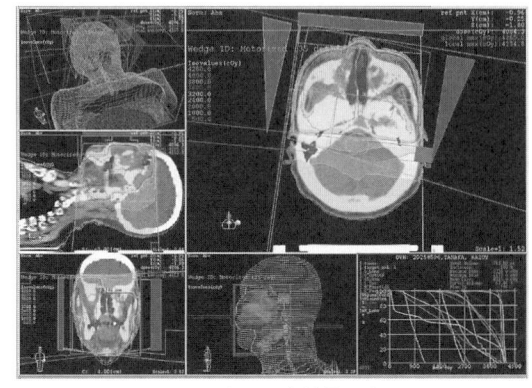

図9　上顎洞癌線量分布

## 5. 上咽頭癌

**2007-16** 若年者に発生することが多く，放射線治療の適応となるのはどれか。1つ選べ。

- a．上咽頭癌 ○
- b．喉頭癌 ×
- c．胆管癌 ×
- d．膵臓癌 ×
- e．悪性黒色腫 ×

**2008-23** 原発巣に根治的放射線治療が行われないのはどれか。1つ選べ。

- a．上咽頭癌 ○
- b．縦隔胚細胞腫 ○
- c．胃悪性リンパ腫 ○
- d．精巣腫瘍 ×
- e．膀胱癌 ○

**2009-19** 強度変調放射線治療（IMRT）の良い適応疾患はどれか。2つ選べ。

- a．上咽頭癌 ○
- b．早期声門癌 ×
- c．非小細胞肺癌 ×
- d．子宮頸癌 ×
- e．前立腺癌 ○

**2009-23** 頭頸部癌の中で放射線感受性が最も良好なのはどれか。1つ選べ。

- a．悪性黒色腫 ×
- b．腺様嚢胞癌 ×
- c．上咽頭癌 ○
- d．舌癌 ×
- e．粘表皮癌 ×

**解説**

　　上咽頭癌は組織学的には，WHO（世界保健機関）の分類に従い，角化型扁平上皮がん（Ⅰ型），非角化型がん（Ⅱ型），未分化がん（Ⅲ型）にわけられる。上咽頭癌症例の多くを占めるWHO病理組織分類のⅡ・Ⅲ型は放射線感受性（化学療法の感受性も）が高い。根治的RT後の上咽頭癌局所再発症例に対して再RTを積極的に考慮するほどである。

　上咽頭癌は頭頸部癌の中でも放射線感受性が高く，原発巣リンパ節転移共に根治的RTが行われる。40～60歳代が好発年齢であるが，10～30歳代の若年者にも発症することがある。

　喉頭癌の好発年齢は50～60歳代である。胆管癌の好発年齢は50歳以上である。膵臓癌の好発年齢は60歳代である。悪性黒色腫の好発年齢は40～70歳と幅広いが，RTの適応となることは少ない。

　悪性黒色腫（melanoma），腺様嚢胞癌（adenoid cystic carcinoma），粘表皮癌（mucoepidermoid carcinoma）は放射線感受性が低い頭頸部腫瘍の代表であり，重粒子線治療がよい適応となる。特に腺様嚢胞癌と粘表皮癌は唾液腺に好発する。

各論

# C 胸部

## 1. 小細胞肺癌

**2005-24** 肺癌の組み合わせで誤っているのはどれか。1つ選べ。

a．限局性小細胞肺癌 ──── 45 Gy/30 分割/3 週の加速多分割照射 ○
b．T3N2M0 非小細胞肺癌 ── 60 Gy/30 分割/6 週の通常分割 ○
c．肺の最大吸収線量 ──── 放射線肺炎の予測因子 ×
d．同時性化学放射線療法 ── 食道炎の増加 ○
e．小細胞肺癌の完全寛解例 ── 予防的全脳照射 ○

**2007-24** 限局型小細胞肺癌の放射線治療について正しいのはどれか。2つ選べ。

a．患側鎖骨上窩リンパ節への進展は，限局型に分類される。 ○
b．患側の腋窩リンパ節領域は照射野に含めることが推奨される。 ×
c．加速過分割照射の場合は，45 Gy 程度の総線量が推奨される。 ○
d．併用化学療法は，シスプラチンと 5 FU の二剤併用がもっとも一般的である。 ×
e．初回治療で胸部病変が完全寛解であれば，予防的全脳照射の意義は低い。 ×

**2008-25** 肺癌に対して行われる頻度が高い治療はどれか。1つ選べ。

a．T2N1 症例に対する術後照射 ×
b．T1N1 症例に対する定位放射線治療 ×
c．小細胞肺癌 CR 例に対する全中枢神経照射 ×
d．Ⅳ期非小細胞肺癌に対する重粒子線治療 ×
e．Pancoast 腫瘍に対する術前化学放射線治療 ○

**2009-26** 肺癌の中で標準治療として予防的全脳照射が推奨されるのはどれか。1つ選べ。

a．腺癌 ×
b．扁平上皮癌 ×
c．大細胞癌 ×
d．小細胞癌 ○
e．腺様のう胞癌 ×

**解説**　SCLC は NSCLC とは治療方針が全く異なる。
　治療方針の違いから非小細胞肺癌は限局型（LD）と進展型（ED）とにわける。LD の定義は統一されていないが最近では TNM 分類から判断することが多い。以前は一つの照射野に reasonable に含めることができる病変という定義がよく使われていた。患側鎖骨上窩リンパ節への進展が，限局型に分類されるかどうかは微妙である。右肺下葉原発で右鎖骨上窩リンパ節転移が陽性な症例では照射野が非常に広くなってしまう。reasonable とは言えない。逆に上葉原発の場合は，原発巣と鎖骨上リンパ節病変を容易に一つの照射野に含められる。患側の腋窩リンパ節領域まで照射野に含めることはない。肺癌では腋窩リンパ節は遠隔転移（M1）である。
　LD-SCLC に対しては CCRT（early concurrent）が標準療法である。この場合の RT 線量は 1 日 2 回，1 回 1.5 Gy，計 45 Gy/30 分割/3 週間が標準的である（推奨度：A）。1 日の合計線量が 3 Gy と高いので HF ではなく AHF と呼ばれる。ちなみに，HF とは 1 日 2 回，1 回 1.2 Gy，計

69.6 Gy/58 分割/6 週間などの照射法のことである。化学療法の標準レジメンは EP 療法（エトポシド VP-16＋シスプラチン）である。わが国では ED 症例においては IP 療法（イリノテカン CPT-11＋シスプラチン）の方が EP 療法よりも有意に成績が上回っていた。欧米での追試では両レジメンとも成績は同等という結果であったが。ただ，イリノテカンは胸部 RT と併用禁忌なので CCRT ではわが国でも EP 療法が選択されている。

SCLC-LD 症例において PCI（図 10）が脳転移率を下げるのみならず生存率を向上させる（3 年生存率で 15％ から 20％ に約 5％ も上昇する）ことが 2 つのメタアナリシスで示され，初期治療で完全寛解（complete response：CR）あるいは限りなくそれに近い奏功が得られた症例には PCI が標準治療として推奨されている。肺癌診療ガイドラインでも推奨度 A である。PCI 後の晩期脳神経障害（痴呆）の増加が懸念されていたが，25 Gy/10 分割/2 W のレジメンの PCI では重篤なものはきたしにくい。全中枢神経照射（＝全脳全脊髄照射）の必要はない。

最近では，SCLC の結果を受け，NSCLC（組織型は問わず）でも PCI の研究がなされており，第Ⅲ相試験もいくつか報告されている（*Oncology* 76: 220-228, 2009）。その多くが，PCI 追加群で脳転移の発生が有意に抑えられたという結果であった。まだ，標準治療と言えるまでには確立されていないが今後に期待される。

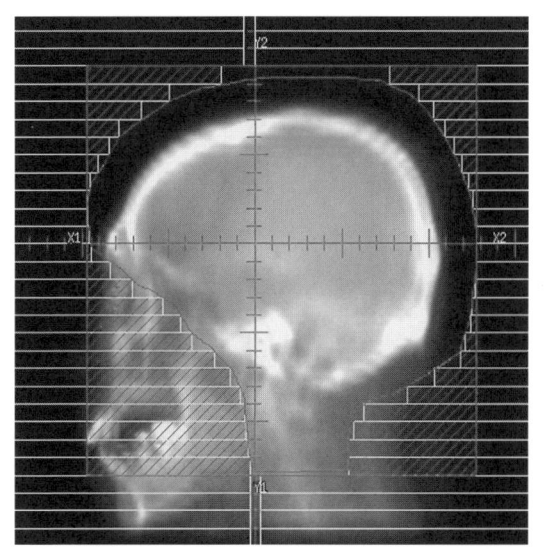

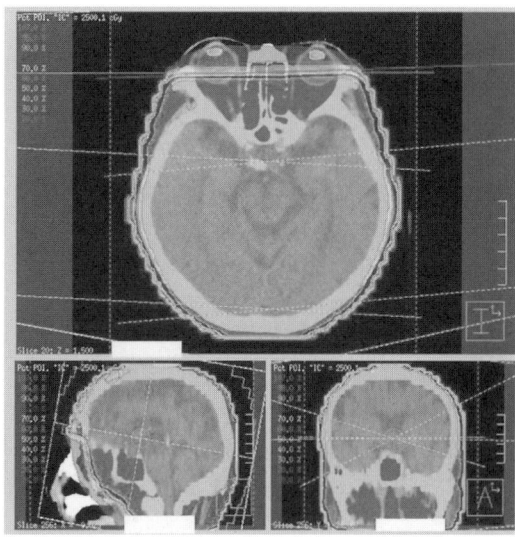

図 10　PCI

## 2. 切除不能非小細胞肺癌

**2005-24**　肺癌の組み合わせで誤っているのはどれか。1 つ選べ。

a．限局性小細胞肺癌 ──── 45 Gy/30/分割/3/週の加速多分割照射　　○
b．T3N2M0 非小細胞肺癌 ── 60 Gy/30 分割/6 週の通常分割　　　　　○
c．肺の最大吸収線量 ───── 放射線肺炎の予測因子　　　　　　　　×
d．同時性化学放射線療法 ── 食道炎の増加　　　　　　　　　　　　○
e．小細胞肺癌の完全寛解例 ── 予防的全脳照射　　　　　　　　　　　○

**2006-25**　肺非小細胞癌について誤っているのはどれか。1 つ選べ。

a．腫瘍サイズが大きくなるほど局所制御率が低下する。　　　　　　　○
b．局所制御の失敗は，そのあとの遠隔転移に結びつく。　　　　　　　○

各 論

- c．Ⅰ期症例の原発腫瘍のみの照射では，縦隔リンパ節単独再発は 4〜7% である。　　○
- d．Ⅱ期症例は外科的切除が第一選択となる。　　○
- e．術後照射はⅠ期症例に推奨される。　　×

**2007-25** 非小細胞肺癌の治療について誤っているのはどれか。2 つ選べ。

- a．Ⅳ期でも脳転移は放射線治療の適応である。　　○
- b．Ⅰ期の定位的放射線治療には化学療法を併用する。　　×
- c．根治的放射線単独治療の場合には 60 Gy/30 回以上が必要である。　　○
- d．放射線治療計画時は，脊髄，肺野の線量に特に注意が必要である。　　○
- e．対側縦隔リンパ節転移のあるⅢ期でも可能な限り手術が勧められる。　　×

**2008-25** 肺癌に対して行われる頻度が高い治療はどれか。1 つ選べ。

- a．T2N1 症例に対する術後照射　　×
- b．T1N1 症例に対する定位放射線治療　　×
- c．小細胞肺癌 CR 例に対する全中枢神経照射　　×
- d．Ⅳ期非小細胞肺癌に対する重粒子線治療　　×
- e．Pancoast 腫瘍に対する術前化学放射線治療　　○

**2010-94** 肺癌の放射線治療計画として通常許容されないのはどれか。1 つ選べ。

- a．腰椎転移の局所照射：30 Gy/10 回　　○
- b．多発脳転移の全脳照射：30 Gy/10 回　　○
- c．原発巣および同側縦隔照射：60 Gy/30 回　　○
- d．原発巣および両側肺門照射：50 Gy/25 回　　×
- e．肺野末梢早期肺癌の局所照射：48 Gy/4 回　　○

**解説**　NSCLC に対する治療は手術療法が中心となっている。原発巣の腫瘍径が 5cm 以下の N0 症例には SBRT もほぼ同等の成績が期待できる（JCOG0403 試験）。手術適応となるのは，ⅠA 期から non-bulky な cN2 症例（ⅢA 期）までである。Ⅱ期症例には当然ながら外科的切除が第一選択となる。

ⅢB 期でも両側肺門リンパ節転移があるような症例には CRT の適応はない。両側肺門への RT は基本禁忌である。放射線肺炎が同時期に両側に発生した際に致死的であるためである。

bulky な縦隔リンパ節転移のあるⅢA 期ならびに対側の肺門リンパ節転移を除くⅢB 期には CCRT が成績が最もよく第一選択となる。つまり，対側縦隔リンパ節転移（N3）のあるⅢB 期症例には手術療法は勧められない。その場合の放射線の線量は 60 Gy/30 分割/6 週間の通常分割法が標準的であったが，さらに局所制御率を改善するために予防リンパ節照射をやめて病変があるところだけに，66 Gy 以上にまで線量を増加させる方法がはやっている。

ただし，RT に化学療法を同時に併用することによって成績は有意に改善するが，食道炎などの合併症の頻度も上昇させてしまう。放射線肺臓炎の発生を予測する治療計画における因子としては V20（20 Gy 以上の線量が当たる肺野容積の全肺野容積に対する割合，単位：%）や MLD（mean lung dose，単位：Gy）などが有名である。最大吸収線量が大事なのは肺ではなく脊髄などである。CCRT では脊髄に当たる最大線量を 45 Gy 未満程度（可能なら 40 Gy 程度に）に抑えることが晩期の放射線脊髄炎の発生を避けるために重要である。

pT2N1 症例に対する標準治療法は術後の化学療法単独（シスプラチン＋ナベルビンなどの新規抗癌剤）である。肺癌に対する術後 RT による生存へのメリットは明らかではない。1998 年に発表された 2,128 症例（9 つの研究）のメタ解析で，pN1 症例では逆に術後 RT を加えたことによ

る副作用死が多く，生存期間を逆に短くしてしまうという報告もある（*Lancet* 352: 257-263, 1998）。現時点ではNSCLCに対する術後予防RTは研究目的以外では施行するべきではない（ただし，切除断端陽性症例に対しては術後RTも行われる）。

Ⅳ期NSCLCに対しては緩和目的でのRTしか適応にはならない。重粒子線治療が行われることはまずない。ⅠA期など早期であれば重粒子線の適応がある。Ⅳ期でも脳転移は緩和（姑息）RTの適応である。全脳照射による延命効果が証明されている。

Pancoast腫瘍とは肺尖部胸壁浸潤型肺癌のことである。標準治療法は術前CRT（図11）により胸壁や神経への浸潤を少しでも減らして完全切除が可能な状態にしてからの外科的切除である。

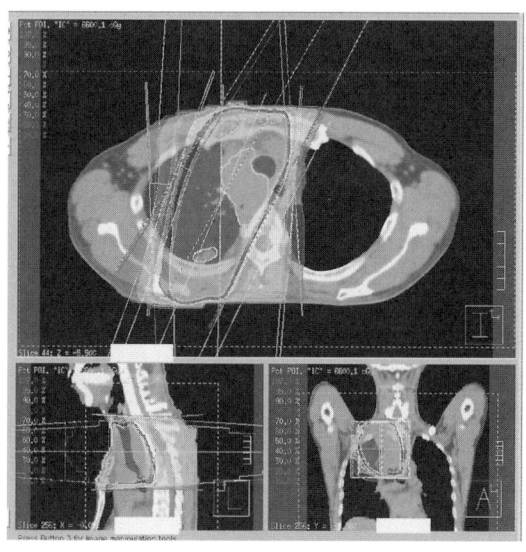

図11　Pancoast腫瘍照射野

## 3. 早期非小細胞肺癌（SBRT）

**2005-22** 定位放射線治療で誤っているのはどれか。1つ選べ。（不適切問題）

a．定位手術的照射は1回の照射で治療する。　　　　　　　　　　　　　　　　　　　○
b．定位放射線治療は頭蓋内病変にも適応がある。　　　　　　　　　　　　　　　　　○
c．体幹部の定位放射線治療で直径4cm以下の肺癌が治療できる。　　　　　　　　　　○
d．良性疾患の治療も可能である。　　　　　　　　　　　　　　　　　　　　　　　　○
e．治療装置はコバルト60線源または直線加速器である。　　　　　　　　　　　　　　○

**2006-25** 肺非小細胞癌について誤っているのはどれか。1つ選べ。

a．腫瘍サイズが大きくなるほど局所制御率が低下する。　　　　　　　　　　　　　　○
b．局所制御の失敗は，そのあとの遠隔転移に結びつく。　　　　　　　　　　　　　　○
c．Ⅰ期症例の原発腫瘍のみの照射では，縦隔リンパ節単独再発は4〜7%である。　　　○
d．Ⅱ期症例は外科的切除が第一選択となる。　　　　　　　　　　　　　　　　　　　○
e．術後照射はⅠ期症例に推奨される。　　　　　　　　　　　　　　　　　　　　　　×

**2007-25** 非小細胞肺癌の治療について誤っているのはどれか。2つ選べ。

a．Ⅳ期でも脳転移は放射線治療の適応である。　　　　　　　　　　　　　　　　　　○

各論

　　b．Ⅰ期の定位的放射線治療には化学療法を併用する。　　　　　　　　　　　　　　　×
　　c．根治的放射線単独治療の場合には60 Gy/30回以上が必要である。　　　　　　　　○
　　d．放射線治療計画時は，脊髄，肺野の線量に特に注意が必要である。　　　　　　　　○
　　e．対側縦隔リンパ節転移のあるⅢ期でも可能な限り手術が勧められる。　　　　　　　×

**2008-25** 肺癌に対して行われる頻度が高い治療はどれか。1つ選べ。

　　a．T2N1症例に対する術後照射　　　　　　　　　　　　　　　　　　　　　　　　×
　　b．T1N1症例に対する定位放射線治療　　　　　　　　　　　　　　　　　　　　　×
　　c．小細胞肺癌CR例に対する全中枢神経照射　　　　　　　　　　　　　　　　　　　×
　　d．Ⅳ期非小細胞肺癌に対する重粒子線治療　　　　　　　　　　　　　　　　　　　　×
　　e．Pancoast腫瘍に対する術前化学放射線治療　　　　　　　　　　　　　　　　　　○

**2008-26** ⅠA期非小細胞肺癌（末梢型）に対する放射線治療として正しいのはどれか。2つ選べ。

　　a．化学療法を同時併用する。　　　　　　　　　　　　　　　　　　　　　　　　　×
　　b．粒子線治療の適応がある。　　　　　　　　　　　　　　　　　　　　　　　　　○
　　c．所属リンパ節への予防照射は必要である。　　　　　　　　　　　　　　　　　　×
　　d．定位照射ではX線のエネルギーは6 MV以下が適している。　　　　　　　　　　　○
　　e．定位照射によるⅠA期の2年局所制御率は50％程度である。　　　　　　　　　　　×

**2009-27** T1N0M0肺末梢型非小細胞肺がんの適切な治療法はどれか。2つ選べ。

　　a．体幹部定位照射　　　　　　　　　　　　　　　　　　　　　　　　　　　　　　○
　　b．化学療法単独　　　　　　　　　　　　　　　　　　　　　　　　　　　　　　　×
　　c．気管支鏡的腫瘤摘出術　　　　　　　　　　　　　　　　　　　　　　　　　　　×
　　d．化学放射線療法　　　　　　　　　　　　　　　　　　　　　　　　　　　　　　×
　　e．手術療法　　　　　　　　　　　　　　　　　　　　　　　　　　　　　　　　　○

**2010-95** 肺野末梢Ⅰ期非小細胞肺癌に対する定位放射線治療について正しいのはどれか。2つ選べ。

　　a．3次元原体照射で施行する。　　　　　　　　　　　　　　　　　　　　　　　　○
　　b．ⅠA期とⅠB期の局所制御率に差は無い。　　　　　　　　　　　　　　　　　　　×
　　c．所属リンパ節への予防照射を行う必要がある。　　　　　　　　　　　　　　　　×
　　d．放射線肺臓炎の程度は治療終了直後に最も強い。　　　　　　　　　　　　　　　×
　　e．X線のエネルギーとして4〜6 MVの使用が推奨される。　　　　　　　　　　　　○

**解説**　手術療法が早期NSCLCに対する第1選択の治療法であることは疑いの余地がない。その手術療法とほぼ同等の成績が期待できるのがSBRT（図12）である。

　これまでの同一平面だけからではなく，3次元的にnon-copulannerで照射する。3D-conformal RT（3次元原体照射）で施行する。"3次元原体照射"とはMLCを動かしながら回転照射を行う原体照射とは全く別の意味である。

　グレード1の放射線肺臓炎はほぼ全例にみられるが，治療直後には発生しない。治療終了後2〜3ヵ月後がピークである。逆に，1年を経過してしまえば発生するリスクはまずない。

　SBRTとは，ボディフレーム（図13）という器具や，照射室内CTによる位置決めなどで，数mm以内の精度で放射線を集中して治療する方法をいう。わが国でJCOG0403第Ⅱ相多施設共同研究が施行されたのは記憶に新しい。肺癌は放射線の線量を増やせば増やすほど局所の制御率

が上がると言われている。SBRTの場合，12 Gy×4分割といった高線量照射（BED10は100 Gy以上）を行っており，その結果，照射野内の制御率は約90%期待できると言われている。予防照射を施行しなくても，縦隔リンパ節単独再発は4〜7%と低率である。局所制御に失敗した場合は，その後の遠隔転移に結びつき，さらには死亡につながる。呼吸機能が不良であったり，心臓など他の内科的疾患の合併で手術療法の適応とならない症例では積極的にSBRTの適応を考慮するべきである。ただ，肺門部など病変が中枢に位置している場合，SBRT後の合併症のリスクが高いとされているので，線量・分割回数の調整などの注意が必要である。

肺SRTに化学療法を併用する必要はなく，合併症のリスクが上昇する怖れがあるので化学療法は同時併用しない。末梢型ⅠA期NSCLCに対しては粒子線治療の適応もある。肺SRTでは所属リンパ節への予防照射は不要である。手術療法の標準術式はⅠA期であってもリンパ節廓清を施行するが体幹部定位照射では必要ない。それで，両者の成績はほぼ同等である。肺はほぼ空気でできているため，X線はほとんど減衰することなく進んでいくので，10 MV以上の高エネルギーX線は必要ない。ただ，4 MVを選択することも稀であろう。多くの施設が6 MVのエネルギーを選択しているだろう。リンパ節転移陽性症例には体幹部定位照射は施行できない。適応は腫瘍径が5 cm以内のN0症例である。ただ，腫瘍径が大きいほど局所制御率が低下するため，腫瘍径が3 cmを超えるT2N0症例に対するSBRTではT1N0症例よりも投与線量を増加させるなど工夫をしている。

SRSとは，ガンマナイフ（コバルト60線源）やサイバーナイフ（直線加速器）など1回照射のことである。もちろんリニアック（直線加速器）でも施行可能である。それに対して，分割照射での定位照射をSRTと呼んでいる。もともと定位照射とは頭蓋内病変に対して行われていたものを肺などの体幹部に応用したものである。脳の動静脈奇形（AVM）やてんかん発作のような良性疾患に対してもガンマナイフを行っている。

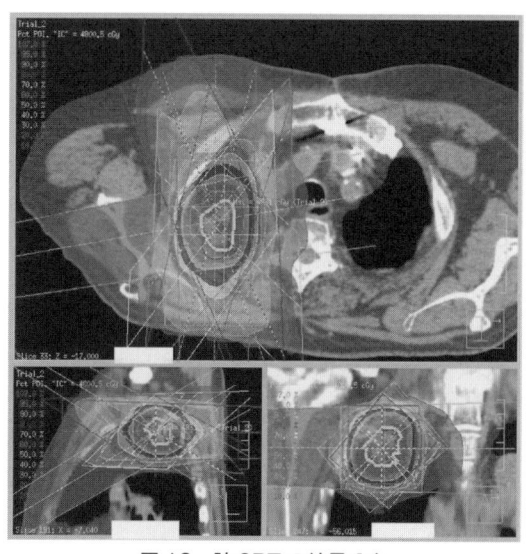

図12　肺SRTの線量分布

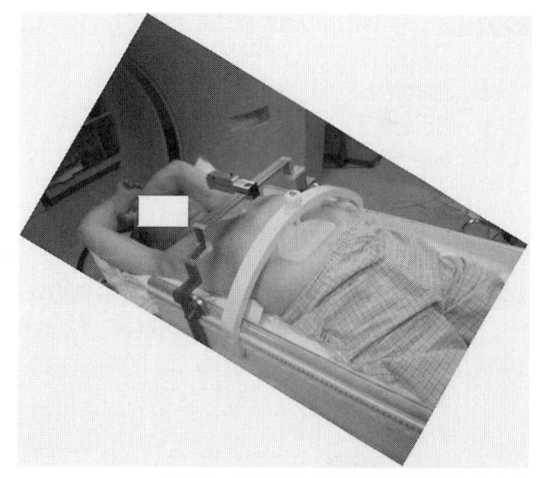

図13　肺SRTの固定具

各論

## 4. 乳癌

**2005-26** 乳房温存療法で誤っているのはどれか。1つ選べ。

a．接線照射を行う。 ○
b．照射野前縁は乳頭が入らなくても良い。 ×
c．断端陽性例への電子線追加照射をする。 ○
d．日本人の場合 4 MV から 6 MV の X 線が最適である。 ○
e．対側乳房は照射野から外す。 ○

**2006-20** 放射線治療における照射線量について誤っているのはどれか。1つ選べ。

a．腎臓は正常組織のなかでは比較的耐容線量が高い。 ×
b．耐容線量の低い正常組織が照射される場合，照射体積の大きさが重要である。 ○
c．前立腺癌の根治的放射線外部照射の照射線量は 66〜70 Gy あるいはそれ以上である。 ○
d．乳房温存療法の照射線量は，断端陰性の場合は通常 50 Gy である。 ○
e．乳房温存療法では標的体積に鎖骨上窩リンパ節領域を含めない。 ○

**2006-24** 乳房温存療法の接線照射について正しいのはどれか。2つ選べ。

a．照射野に含まれる肺の深さが 2.5 cm は許容範囲である。 ○
b．胸骨傍リンパ節は CTV に含める。 ×
c．切除断端陽性例では 10 Gy 程度，接線照射で線量を増加する。 ×
d．4〜6 MV の X 線を使用する。 ○
e．標準的な線量時間配分は 40 Gy/20 分割/4 週である。 ×

**2007-22** 早期乳癌の温存療法の適応でないのはどれか。1つ選べ。

a．強皮症 ×
b．35 歳以下 ○
c．HER2/neu（＋） ○
d．ホルモン反応性陽性 ○
e．リンパ管・脈管浸潤陰性 ○

**2007-23** 40 歳代の女性。1カ月前に右側の乳癌に対して乳房温存療法を受けた。微熱と乾性咳が続き来院した。最も可能性の高いのはどれか。1つ選べ。

a．気胸 ×
b．多臓器不全 ×
c．乳癌の肺転移 ×
d．放射線肺臓炎 ○
e．マイコプラズマ肺炎 ×

**2008-27** 乳房温存療法の適応とならない症例はどれか。1つ選べ。

a．3 年前に喉頭癌で根治的放射線治療を施行された。 ○
b．反対側の乳癌で 5 年前に乳房切除術を施行された。 ○
c．強皮症があり免疫抑制剤を服用中である。 ×
d．患側の腋窩に可動性リンパ節を触知する。 ○

62

e．組織型が乳管内非浸潤癌であった。　　　　　　　　　　　　　　　　　　　　○

### 2008-28　早期乳癌の治療に関係ないのはどれか。1つ選べ。

a．HER2　　　　　　　　　　　　　　　　　　　　　　　　　　　　　　　　　○
b．rituximab　　　　　　　　　　　　　　　　　　　　　　　　　　　　　　　×
c．乳房部分切除　　　　　　　　　　　　　　　　　　　　　　　　　　　　　　○
d．センチネルリンパ節生検　　　　　　　　　　　　　　　　　　　　　　　　　○
e．高エネルギーエックス線照射　　　　　　　　　　　　　　　　　　　　　　　○

### 2009-24　乳房温存術後の残存乳腺への照射後の有害事象の頻度で，誤っているのはどれか。1つ選べ。

a．上腕神経障害：約2%　　　　　　　　　　　　　　　　　　　　　　　　　　×
b．放射線肺臓炎：約1%　　　　　　　　　　　　　　　　　　　　　　　　　　○
c．肋骨骨折：約2%　　　　　　　　　　　　　　　　　　　　　　　　　　　　○
d．組織壊死：約0.2%　　　　　　　　　　　　　　　　　　　　　　　　　　　○
e．心膜炎：約0.4%　　　　　　　　　　　　　　　　　　　　　　　　　　　　○

### 2009-25　乳房温存療法で行われる接線照射で正しいのはどれか。1つ選べ。

a．照射野に含まれる肺の深さが2cmは許容範囲である。　　　　　　　　　　　○
b．胸骨傍リンパ節はCTVに含める。　　　　　　　　　　　　　　　　　　　　×
c．化学療法は照射と同時に行う。　　　　　　　　　　　　　　　　　　　　　×
d．10MVのX線を使用する。　　　　　　　　　　　　　　　　　　　　　　　×
e．標準的な線量時間配分は60Gy/30分割/6週である。　　　　　　　　　　　×

### 2010-96　乳房温存療法の放射線治療について正しいのはどれか。2つ選べ。

a．生存率の向上には寄与しない。　　　　　　　　　　　　　　　　　　　　　×
b．強皮症の患者には禁忌である。　　　　　　　　　　　　　　　　　　　　　○
c．妊娠16週以降であれば施行可能である。　　　　　　　　　　　　　　　　　×
d．接線照射の線源には10MVのX線を使用する。　　　　　　　　　　　　　　×
e．接線照射後にブースト照射を追加することが推奨される。　　　　　　　　　　○

### 2010-97　乳房温存術後の乳房照射において乳房内制御を不良にさせる上位因子はどれか。2つ選べ。

a．閉経後　　　　　　　　　　　　　　　　　　　　　　　　　　　　　　　　×
b．35歳以下　　　　　　　　　　　　　　　　　　　　　　　　　　　　　　　○
c．Her2強陽性　　　　　　　　　　　　　　　　　　　　　　　　　　　　　　×
d．切除断端陽性　　　　　　　　　　　　　　　　　　　　　　　　　　　　　○
e．ホルモン受容体陰性　　　　　　　　　　　　　　　　　　　　　　　　　　×

**解説**　これまでは温存術後の放射線治療は生存率に寄与しないと考えられてきたが，最近のpooled analysisやメタアナリシスでは，生存率も向上させることが示唆された（*J Natl Cancer Inst* 96: 115-121, 2004. & *Lancet* 366: 2087-2106, 2005）。
　乳房温存術後（部分切除後）の術後照射のCTVは全乳房である。接線照射（図14）を行う。照射野前縁は必ず乳頭を含むように設定する。約10%に対側乳癌が発生し，そちらにも温存術後照射を施行する可能性があるので，対側の乳房は照射野から外す。乳房温存療法後の鎖骨上，

## 各論

および傍胸骨リンパ節領域の照射については，積極的に支持する根拠はなく，再発リスクの高い症例にのみ行われる（図 15）。エネルギーは 10 MV ではなくて，4～6 MV を用いる。日本人の平均的乳房サイズに対しては 10 MV 以上の高エネルギーの X 線は不適である。接線照射の線量は 50 Gy/25 分割/5 週で，残りの 10 Gy/5 分割/1 週は電子線（接線照射ではない）による腫瘍床への追加照射である。

腫瘍床に対する 10～16 Gy のブースト照射により乳房内再発のリスクを減少させることは 2 つのランダム化比較試験で証明されている（*JCO* 15: 963-968, 1997. & *NEJM* 345: 1378-1387, 2001）。わが国でも原則として全例に行うことが推奨されているが，手術の切除範囲が欧米より大きいことや線量増加が美容結果に及ぼす影響への懸念から断端近接あるいは陽性例に限ってブースト照射を追加している施設が多い。しかし，若年者（特に 40 歳以下）ではブースト照射による局所再発抑制効果が大きいので，断端陰性症例でもブースト照射を考慮すべきである。ブースト照射には通常胸壁面で 80% 程度となるエネルギーの電子線が用いられる。乳房の巨大な症例では光子線による接線照射も用いられる。

喉頭癌の照射野であれば乳房とは重ならず乳房温存療法は施行可能である。反対側の乳房切除術であっても乳房温存療法（術後放射線治療も含めて）は施行可能である。腋窩に可動性リンパ節を触知しても温存療法は施行可能である。乳房切除術，乳房温存手術どちらの場合でも，基本的に腋窩リンパ節郭清は行う。さらに現在ではセンチネルリンパ節生検が主流である。浸潤癌に対する乳房温存療法の普及に伴って，非浸潤性乳管癌（ductal carcinoma in situ：DCIS）についても同様の温存療法が行われるようになり，乳房温存手術と乳房温存療法（術後照射を含む）とを比較した 3 つのランダム化比較試験（*JCO* 16: 441-452, 1998. & *Lancet* 355: 528-533, 2000. & *Lancet* 362: 95-102, 2003）によって照射の有用性が示された。乳房温存療法に年齢制限はない。35 歳以下でも施行可能である。乳房温存療法は，HER2/neu やホルモン反応性の発現状況やリンパ管・脈管浸潤あり／なしにも依存しない。

HER2 強陽性症例は予後が不良である。術後の補助化学療法や再発時に Her2 受容体に対する分子標的薬であるハーセプチンが有効になる。リツキシマブ（リツキサン）は CD20 に対する分子標的薬である。表面マーカーである CD20 発現が陽性な B 細胞型の悪性リンパ腫（follicular lymphoma や DLBCL など）に有効である。

免疫抑制剤を服用中の強皮症がある症例には温存術後照射は禁忌である。皮膚炎ならびに間質性肺炎のリスクが非常に高いためである。このような症例には温存手術ではなく乳房切除術（全摘手術）を施行するべきである。

Maximum lung distance（MLD）が，2.5 cm を超えないように計画する。これを超えると，亜急性期の放射線性肺臓炎の発生リスクが上昇する。2 cm は許容範囲である。現在では，CT ベースの治療計画（図 14）が主流で，DVH から患側の肺の V20（%）値（20 Gy 以上の線量が当たる肺野の容積の割合）や MLD（Gy）（mean lung dose）の値が放射線肺臓炎発生リスクの予測因子となっている。放射線肺臓炎の発症時期としては照射終了直後から 2～3 ヵ月後がピークで半年ぐらいまでリスクがある。1 ヵ月前に乳癌に対して乳房温存療法を受けた患者が微熱と乾性咳が続き来院した場合，まずは放射線肺臓炎を疑い，胸部 Xp，CT で肺野陰影の変化を，血液ガスで $O_2$ 濃度を，生化採血で CRP, LDH, KL-6, SP-D, SP-A などをチェックする。高熱や呼吸困難感を訴えることも多い。間質性肺炎の急性増悪の場合は予後不良である。放射線肺臓炎に対する有効な治療法はステロイドの投与しかない。乳癌術後照射後の放射線肺臓炎としては BOOP（器質化肺炎を伴う閉塞性細気管支炎）の所見であることが少なくない。

晩期障害としては，肋骨骨折，心膜炎，組織壊死が報告されている。接線照射のみの場合，頻度は選択肢の通りである。亜急性期（照射後 2～3 ヵ月）には放射線肺臓炎のリスクが約 1% にある。晩期障害としての上腕神経叢障害は鎖骨上窩にも照射した場合のみに発生する（図 15, 16）。問題文に『残存乳腺への照射』とあるので，接線照射のみことで，鎖骨上窩は照射野には含まれない。腋窩リンパ節転移 4 個以上陽性例においてのみ鎖骨上窩リンパ節領域への照射が推

奨されている（NCCN Practice Guidelines in Oncology-v. 2. 2007.）。したがって，通常の接線照射のみでは上腕神経叢障害はまず起こらない。

　温存術後照射と化学療法の同時併用は避ける。化学療法が必要な症例では術後まず化学療法を施行してから術後照射を行う（逐次併用法）。

　乳房切除術が適応となるのは，原則としてⅢ期の乳癌である。さらに，乳癌の腫瘍径が大きい場合（日本乳癌学会のガイドラインでは3cm以上）や乳癌が乳腺内に広範囲に広がっている場合，複数の腫瘍が乳房の離れた場所にある場合，温存術後に何らかの理由で放射線治療を受けられない場合，患者さん本人が希望する場合などに温存術ではなく乳房切除術が行われる。妊娠中であれば，術後照射の必要ない乳房切除術の適応である。

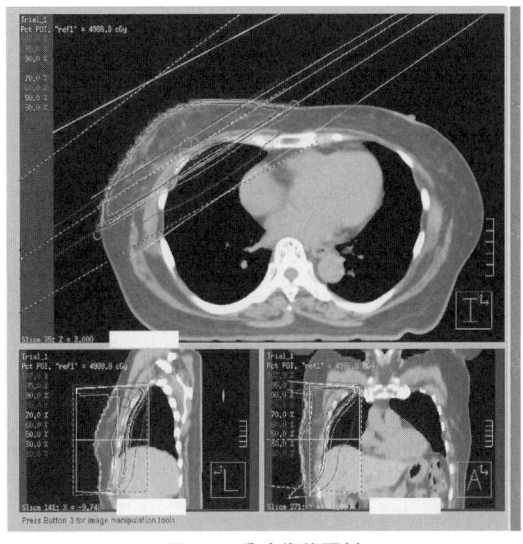

図14　乳癌術後照射

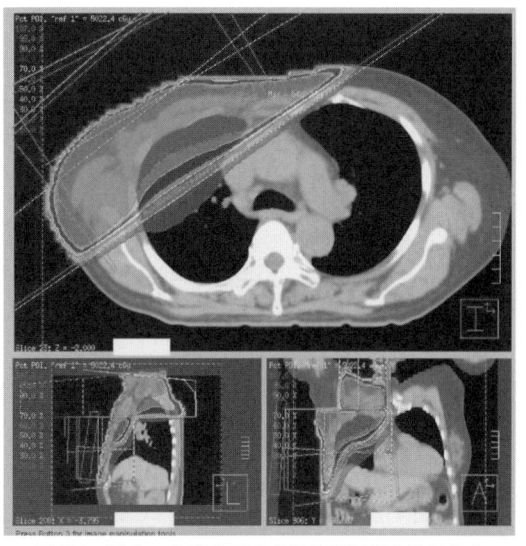

図15　鎖上，内胸までを含めた照射野の線量分布

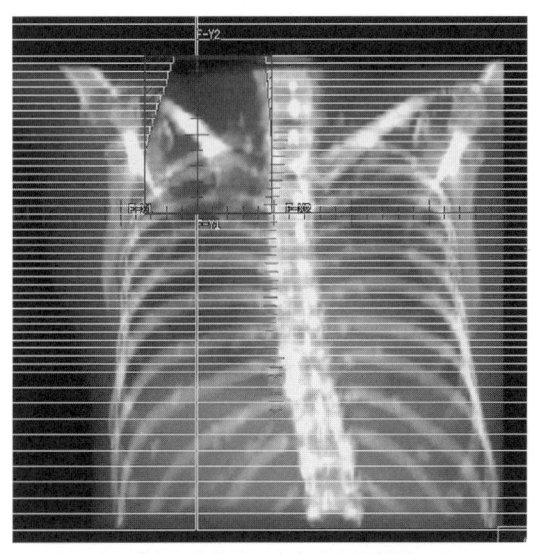

図16　鎖上，内胸までを含めた照射野のBEV

各論

# D　消化器

### 1. 食道癌

**2005-25**　食道癌の放射線治療に伴う副作用で最も頻度が低いのはどれか。1つ選べ。

- a．反回神経麻痺 ×
- b．食道潰瘍 ○
- c．食道狭窄 ○
- d．放射線肺臓炎 ○
- e．胸椎圧迫骨折 ○

**2006-27**　食道癌について正しいのはどれか。1つ選べ。

- a．発生頻度の最も高い占居部位は胸部中部食道（Mt）である。 ○
- b．進行食道癌に対する外部照射の線量は60〜70 Gyである。 ×
- c．潰瘍浸潤型（3型）T4症例には外部照射後にさらに腔内照射も追加する。 ×
- d．sm癌はEMR（内視鏡的粘膜切除術）のみでの治癒が期待できる。 ×
- e．胸部中部食道癌の外部照射は一般に4 MV以下のX線で行われる。 ×

**2007-18**　放射線治療の適応として不適当なのはどれか。2つ選べ。

- a．直腸癌の局所再発。膀胱，仙骨神経叢に浸潤。疼痛，血尿を認める。遠隔転移なし。 ○
- b．食道癌の術後。両側の癌性胸膜炎で再発。両側に血清胸水を認めるが，他遠隔転移なし。 ×
- c．切除不能膵臓癌。腹膜播種，多発肝転移を伴う。全身状態は良いが心窩部痛はモルヒネでコントロール困難。 ○
- d．喉頭癌 T1N0M0。放射線治療を本人と家族に説明した。家族は放射線治療に積極的であるが，本人は手術を希望し，放射線治療を拒否している。 ×
- e．径3 cm腹壁皮下の腫瘍を切除したところ組織診は脂肪肉腫であった。肉眼的な残存は無いが，良性腫瘍を前提として切除したため切除断端は5 mm以内であった。 ○

**2008-22**　治療法と疾患の組合せで誤っているのはどれか。1つ選べ。

- a．定位放射線照射 ──────────── 聴神経腫瘍 ○
- b．化学放射線療法 ──────────── 食道癌 ○
- c．温熱併用放射線療法 ────────── 軟部組織肉腫 ○
- d．ヨウ素（125 I）組織内照射 ──────── 甲状腺癌 ×
- e．高線量率イリジウム（192 Ir）腔内照射 ── 子宮頸癌 ○

**2009-28**　食道癌の放射線治療について，正しいのはどれか。2つ選べ。

- a．6 MV以上のX線が推奨される。 ○
- b．完全切除例に対して予防的に術後照射を行う。 ×
- c．化学放射線療法で使用される薬剤は5FU＋シスプラチンが標準である。 ○
- d．化学放射線療法では，50 Gyから60 Gyに線量を増加することで生存率の改善が得られる。 ×
- e．高齢者および全身状態が不良な症例でもリンパ節領域に対して予防照射を行うのが標準である。 ×

## 2010-92 食道癌の TNM 分類において T 因子を決めるのはどれか。1 つ選べ。

a．腫瘍の長径 ×
b．腫瘍の存在部位 ×
c．腫瘍の浸潤程度 ○
d．食道狭窄の程度 ×
e．食道内 skip lesion の有無 ×

## 2010-93 食道癌に対する根治目的の化学放射線療法後の合併症として発生頻度が最も低いのはどれか。1 つ選べ。

a．食道狭窄 ×
b．胸水貯留 ×
c．心嚢水貯留 ×
d．脊髄対麻痺 ○
e．放射線肺臓炎 ×

### 解説

食道癌に対しては外科的切除術が受けられないような症例に対しては根治目的での化学放射線療法 CRT がよい適応である。食道癌に対する化学療法の key drug は 5-FU と CDDP である。

欧米ではⅡ-Ⅲ期の切除可能症例に対しても，まず根治 CRT を施行して，奏功不良症例のみを外科的に切除するといった治療法が広がってきている（JCO 25: 1160-1168, 2007）。

発生頻度は Mt が最も多い。最近では欧米のように Lt が増加してきている。sm1 癌でもオカルトなリンパ節転移の頻度が 40% にあるので（m3 で 10% 程度），EMR のみでは治癒は期待できない。

食道癌の根治目的での CRT における食道腔内照射の意義は明らかでない。T1 の表在型早期食道癌に対しては一部の施設では根治的に外照射に腔内照射を組み合わせて照射単独で治療している。食道腔内照射の最大の合併症が食道潰瘍ならびに穿孔であるので，潰瘍型病変には使用を避けるべきである。

エネルギーが 6 MV 以上と未満の比較で，後者の成績が有意に不良であったという報告がある（IJROBP 56: 813-822, 2003）。4 MV などの低いエネルギーでは体幹の中央に位置している食道に十分な線量が届いていないのが原因なのかもしれない。4 MV の X 線しか出せない施設では食道癌の根治放射線治療を施行するべきではない。Mt に対しても同様である。

R0 症例に対して術後の再発予防目的での放射線単独療法のメリットは否定されている。術後断端陽性症例に対しても，術後照射単独療法から術後 CCRT に移行しつつある（Cancer 91: 2423-2430, 2001）。

食道癌 CCRT における放射線の至適線量に関する研究は，INT0123 試験（JCO 20: 1167-1174, 2002）が有名である。その試験で併用した化学療法レジメンは FP 療法（5-FU + CDDP）であった。同じ化学療法レジメンに放射線の線量を 64.8 Gy と 50.4 Gy も 2 群で無作為比較した。その結果，高線量群で生存も局所制御率も上昇していなかった（図 17）。彼らは，食道癌の CCRT での RT の至適線量は 50.4 Gy と結論付けている。

その他にも 60 Gy 以上の方が 50 Gy よりも成績が勝っているというエビデンスはない。わが国の多くの施設で 60 Gy が使用されていた（がんセンタープロトコール）が，現在は CCRT 後の救済手術のことも考慮して 50～50.4 Gy を採用している施設が増加している。

予防的リンパ節領域照射（elective nodal irradiation：ENI）の有効性に関しても結論はまだ出ていない。RTOG でも 85-01 試験（JAMA 281: 1623-1627, 1999）では ENI を採用していたが，上記の INT0123（RTOG94-05）試験では予防リンパ節照射は排除している（図 18）。その両者

## 各論

の成績に違いがないことからも ENI は必要ないのかもしれない。特に，高齢者や全身状態が不良な症例では食道炎や肺臓炎や心膜炎などの副作用のリスクがより高い ENI は避けるべきである。

CRT 中もしくは終了後 2～3 ヵ月目の合併症としては放射性皮膚炎，放射性食道炎（食道粘膜のびらんや潰瘍），放射性肺臓炎が代表的である。CR（完全寛解）症例でも治療終了直後に治療による食道狭窄がみられることがある。その場合はブジー拡張を行う。晩期合併症としては，心・肺の重篤な晩期合併症（心囊液・胸水貯留など）が発生するリスクがある。晩期の食道穿孔，出血は放射線治療症例の数パーセントに発生する。CRT 後の脊髄対麻痺は絶対に避けなければならない合併症である。脊髄に当たる照射線量の最大値が 45 Gy 未満になるように治療計画を工夫する。

CRT 後に胸椎圧迫骨折をみる頻度は高くはないが，胸椎には 45～50 Gy 程度の線量がかかっており，骨は照射により弱くなるため，数パーセントで骨折が発生するリスクはある。反回神経麻痺（嗄声）は食道亜全摘術後の合併症として頻度が最も高いが，50 Gy 程度の RT によって反回神経が切れることはない。咽頭粘膜炎による嗄声は CRT でよくみられる合併症ではある。

TNM 分類の T 因子は腫瘍の深達度で決まる。固有筋層に浸潤していれば T2，外膜に浸潤していれば T3 である。TNM 分類第 7 版では，T1 が T1a（m 癌）と T1b（sm 癌）に，周囲組織に浸潤のある T4 が T4a と T4b に細分類された。N 因子も N0 と N1 の 2 つしかなかったのが，リンパ節転移の数によって N0～N3 までの 4 つに細分類された。逆に，それまでの M1A や M1B は M1 にひとまとめにされた。鎖骨上リンパ節は M1 と遠隔転移である。

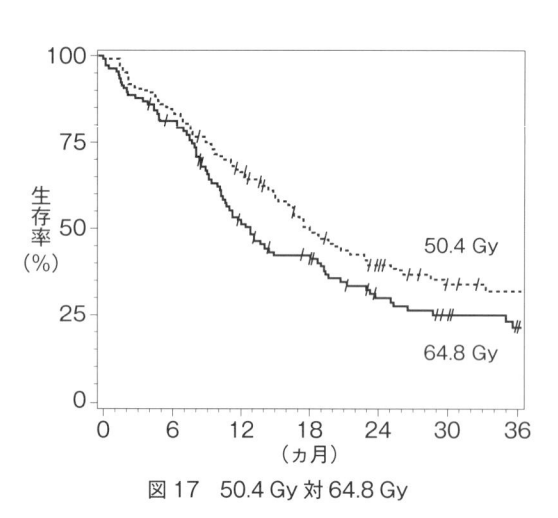

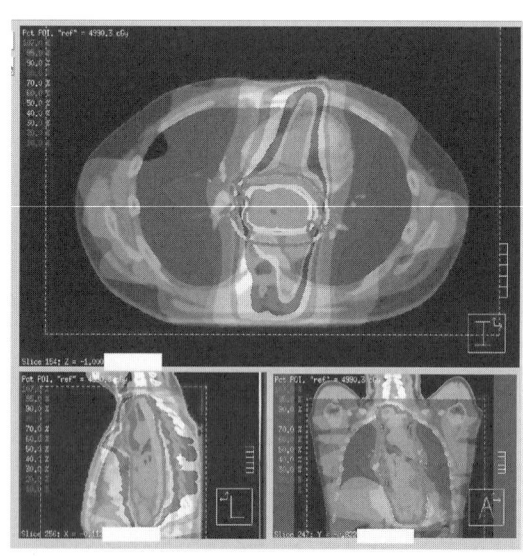

図 17　50.4 Gy 対 64.8 Gy

図 18　食道 IMRT の線量分布

## 2. 膵臓癌

**2006-26** 膵癌術中照射について正しいのはどれか。2 つ選べ。

a．腫瘍の再酸素化現象に有利に働く。　　　×
b．切除不能例に対しては行われない。　　　×
c．外照射を併用することがある。　　　○
d．CT 画像での腫瘍縮小効果判定は術後 1 ヵ月で行う。　　　○
e．最も多い合併症は消化管出血である。　　　×

D 消化器

**2007-18** 放射線治療の適応として<u>不適当</u>なのはどれか。2つ選べ。

a. 直腸癌の局所再発。膀胱，仙骨神経叢に浸潤。疼痛，血尿を認める。遠隔転移なし。 ○
b. 食道癌の術後。両側の癌性胸膜炎で再発。両側に血清胸水を認めるが，他遠隔転移なし。 ×
c. 切除不能膵臓癌。腹膜播種，多発肝転移を伴う。全身状態は良いが心窩部痛はモルヒネでコントロール困難。 ○
d. 喉頭癌 T1N0M0。放射線治療を本人と家族に説明した。家族は放射線治療に積極的であるが，本人は手術を希望し，放射線治療を拒否している。 ×
e. 径 3 cm 腹壁皮下の腫瘍を切除したところ組織診は脂肪肉腫であった。肉眼的な残存は無いが，良性腫瘍を前提として切除したため切除断端は 5 mm 以内であった。 ○

**2008-29** 膵臓癌の放射線治療について，正しいのはどれか。2つ選べ。

a. 早期膵臓癌の治癒的切除後には，積極的に術後照射が行われる。 ×
b. 局所進行膵臓癌の標準的治療は，化学放射線療法である。 ○
c. 膵臓癌に対する術中照射は，高エネルギー X 線が使用される。 ×
d. 放射線治療後の再発形式としては，遠隔転移は稀である。 ×
e. 放射線の dose-limiting-factor は上部消化管毒性である。 ○

**解説**　膵臓癌に対する術中照射は，高エネルギーの X 線ではなく電子線（10-20 MeV）が使用される。術中照射は 1 回大量線量照射であるので，分割照射のように腫瘍の再酸素化現象は期待できない。開腹してみて切除不能と判断された症例でも疼痛緩和目的に術中照射が行われることがある。術中照射は単独では無効で，外照射と併用しなければならないことが多くの文献で示されている。術中照射による CT 画像での腫瘍縮小効果判定は術後すぐには行わず，術後約 1 ヵ月の時点で行うのがよい。術中照射による腫瘍縮小効果は治療後すぐには出ず，2 週間〜1 ヵ月ほどかかるからである。

切除不能な局所進行膵臓癌の標準的治療は，化学放射線療法である（*Br J Cancer* 96: 1183-1190, 2007）。最近では，これらの病変に対して，まず GEM（ジェムザール）単剤を効いている限り継続して，少しでも増大傾向がみられたら RT を加えるようになってきている。

CRT 後の再発部位としては，肝転移などの遠隔転移の方が局所再発よりも多い。

RT の dose-limiting-factor は上部消化管（十二指腸）毒性である。ただ，消化管出血が最多の合併症であるということはない。消化管潰瘍，血管狭窄，膵膿瘍などの合併症のリスクが高い。

早期膵臓癌に対する治癒的切除後の術後照射の成績は否定的である（ESPAC-1 試験，*NEJM* 350: 1200-1210, 2004）。術後の化学療法が標準である。

腹膜播種と多発肝転移つきの切除不能膵臓癌で，全身状態はよく，心窩部痛がモルヒネでコントロール困難な症例には RT の適応がある。心窩部痛は原発巣が腹腔神経叢に浸潤したためであろう。疼痛緩和目的の RT の適応がある。

各論

# E　泌尿器

## 1. 前立腺癌

**2005-27**　前立腺癌（T2N0M0）の治療で適切でないのはどれか。1つ選べ。

- a．経過観察　　　　　　　　　　　　　　　　　　　　　　　　　　　　　　　　　　　○
- b．内分泌療法　　　　　　　　　　　　　　　　　　　　　　　　　　　　　　　　　　○
- c．前立腺全摘出術　　　　　　　　　　　　　　　　　　　　　　　　　　　　　　　　○
- d．ヨード125小線源組織内永久刺入　　　　　　　　　　　　　　　　　　　　　　　　○
- e．原体照射　　　　　　　　　　　　　　　　　　　　　　　　　　　　　　　　　　　×

**2006-20**　放射線治療における照射線量について誤っているのはどれか。1つ選べ。

- a．腎臓は正常組織のなかでは比較的耐容線量が高い。　　　　　　　　　　　　　　　　×
- b．耐容線量の低い正常組織が照射される場合，照射体積の大きさが重要である。　　　　○
- c．前立腺癌の根治的放射線外部照射の照射線量は66〜70 Gy あるいはそれ以上である。　○
- d．乳房温存療法の照射線量は，断端陰性の場合は通常50 Gy である。　　　　　　　　 ○
- e．乳房温存療法では標的体積に鎖骨上窩リンパ節領域を含めない。　　　　　　　　　　○

**2006-29**　前立腺永久刺入密封小線源治療について正しいのはどれか。1つ選べ。

- a．日本では $^{123}$I 密封小線源が認可されている。　　　　　　　　　　　　　　　　　×
- b．Intermediate risk group に対する良い適応である。　　　　　　　　　　　　　　　　×
- c．治療期間は10日程度を要する。　　　　　　　　　　　　　　　　　　　　　　　　×
- d．Seed migration は骨盤部以外では肺によくみられる。　　　　　　　　　　　　　　○
- e．線源は前立腺内に均等に配置する。　　　　　　　　　　　　　　　　　　　　　　×

**2007-27**　前立腺癌密封小線源永久刺入療法の適応にならないのはどれか。2つ選べ。

- a．PSA は 3 ng/ml である。　　　　　　　　　　　　　　　　　　　　　　　　　　　○
- b．Gleason score は 6 である。　　　　　　　　　　　　　　　　　　　　　　　　　○
- c．MRI にて精囊腺浸潤を認める。　　　　　　　　　　　　　　　　　　　　　　　　×
- d．骨シンチグラムにて骨転移を認める。　　　　　　　　　　　　　　　　　　　　　×
- e．生検にて前立腺片葉に腫瘍細胞を認める。　　　　　　　　　　　　　　　　　　　○

**2008-22**　治療法と疾患の組み合わせで誤っているのはどれか。

- a．定位放射線照射 ──────────── 聴神経腫瘍　　　　　　　　　　　　○
- b．化学放射線療法 ──────────── 食道癌　　　　　　　　　　　　　　○
- c．温熱併用放射線療法 ──────────── 軟部組織肉腫　　　　　　　　　　○
- d．ヨウ素（$^{125}$I）組織内照射 ──────────── 甲状腺癌　　　　　　　　×
- e．高線量率イリジウム（$^{192}$Ir）腔内照射 ── 子宮頸癌　　　　　　　　　　　　　○

## 2008-30 前立腺癌（T2aN0M0，GS＝3＋3，初診時 PSA＝7.2 ng/ml）に関する記載で正しいのはどれか。2つ選べ。

a．前立腺の左右両葉に癌が認められる。　　　　　　　　　　　　　　　　　　　　×
b．前立腺全摘出の適応である。　　　　　　　　　　　　　　　　　　　　　　　　〇
c．ヨウ素 125 単独治療の適応である。　　　　　　　　　　　　　　　　　　　　　〇
d．外照射単独治療では 60 Gy/30 回が至適線量である。　　　　　　　　　　　　　×
e．所属リンパ節への予防照射が必要である。　　　　　　　　　　　　　　　　　　×

## 2009-30 前立腺癌に対する放射線治療で正しいのはどれか。1つ選べ。

a．放射線治療前の Gleason score は高いほど予後良好である。　　　　　　　　　　×
b．放射線治療後に PSA 値が再上昇したら再発と診断される。　　　　　　　　　　　×
c．低リスク症例は $^{125}$I を用いた組織内照射治療の適応となる。　　　　　　　　　〇
d．外部照射とホルモン治療を同時に併用することは禁忌である。　　　　　　　　　×
e．放射線治療終了後に発症する主な晩期有害事象は腸閉塞である。　　　　　　　　×

## 2010-99 前立腺癌（T3bN0M0，Gleason Score＝3＋5，初診時 PSA 20.2 ng/dL）について正しいのはどれか。2つ選べ。

a．内分泌療法を必要としない。　　　　　　　　　　　　　　　　　　　　　　　　×
b．前立腺全摘出術の適応となる。　　　　　　　　　　　　　　　　　　　　　　　×
c．強度変調放射線治療の適応となる。　　　　　　　　　　　　　　　　　　　　　〇
d．I-125 永久挿入単独治療の適応となる。　　　　　　　　　　　　　　　　　　　×
e．Ir-192 高線量率組織内照射の適応となる。　　　　　　　　　　　　　　　　　　〇

**解説**　前立腺癌は進行が非常に遅い癌の代表なので，超高齢者の T2N0M0 のような早期前立腺癌の場合，無治療での経過観察やホルモン療法のみを選択する場合もある。

NCCN Clinical Practice Guidelines in Oncology では，Gleason score 6 点以下が低リスク群，8〜10 点が高リスク群に分類される。つまり，放射線治療前の Gleason score は高いほど予後不良である。

ASTRO におけるガイドラインでは，PSA が 3 回連続で上昇した場合を再発と定義している。最近ではより有用な放射線療法後の PSA nadir から 3 ng/mL 以上の PSA 上昇を生化学的再発と定義することが多い（IJROBP 53: 304-315, 2002）。放射線治療後に PSA 値が再上昇したら即再発と診断するのは誤りである。

密封小線源永久挿入療法（図 19）単独の適応は，①T1-T2a，②PSA：10 ng/mL 未満，③Gleason score：6 点以下のいわゆる低リスク群である。MRI にて精嚢腺浸潤を認める T3b 症例はブラキの適応にならない。生検にて前立腺片葉に腫瘍細胞を認める T2a 症例はブラキの適応である。骨シンチグラムにて骨転移を認める場合はⅣ期でありブラキの適応はない。線源としてはヨウ素-125 を使用する。$^{123}$I は甲状腺シンチ検査（診断専用）に使用され患者が被ばくする放射線の線量は極めて低い。甲状腺分化癌の治療にはヨード-131 が使用される。"Intermediate risk group" には，放射線外照射か前立腺全摘出の適応となる。ブラキの治療期間（刺入時間）は数時間程度である。"Seed migration" は骨盤部（尿道など）以外では肺によくみられる。刺入後のpost-plan で刺入した seed がすべて刺入部位に残存しているかを確認する。線源は前立腺内に均等に配置するのではなく，刺入前の pre-plan で通常 3〜4 週間前に前立腺容積・形状を計測し十分な線量を投与するのに必要な線源個数および線源配置を算出する。一時挿入小線源治療である Ir-192 を用いた高線量率（HDR）組織内照射療法であれば，低リスク群，中リスク群，高リスク群いずれの限局性前立腺癌に対しても単独療法で適応となる。

各 論

　T2aN0M0，GS＝3＋3，初診時 PSA＝7.2 ng/mL は低リスク群に分類されるのでブラキのよい適応である。もちろん前立腺全摘出の適応でもある。前立腺全摘出は癌が前立腺を超えていない T2 症例までが適応となる（一部の施設では T3b 症例などに対しても前立腺全摘出が行われているが）。前立腺の左右両葉に癌が認められる症例の T 分類は T2b 以上である。
　精嚢線にまで浸潤している T3b には前立腺全摘出の適応はない。
　画像上リンパ節転移を認めない（感度は低いが）症例に対する所属リンパ節への予防照射に関しては明確なコンセンサスは決まっていない。少なくとも，問題の症例のように initial PSA が 7.2 しかない症例（低リスク群）に対しては不要である。PSA 高値，T2b または T3 例，低分化癌，神経周囲浸潤などを有する場合はリンパ節転移のハイリスク例となる。PSA が 20 ng/mL 以下で T2a 以下，かつ GS が 6 以下ならば根治的治療を行う前のリンパ節の評価を省略してもまず心配はない（J Urol 150: 110-114, 1993）。
　前立腺癌の根治的放射線外部照射の照射線量は 72 Gy 以上の総線量が必要である。72 Gy 以上で初めて前立腺全摘出と同等の成績が期待できる。現在では IMRT を使用して総線量 76 Gy/38 分割/7.6 週間のレジメンを採用している施設が多い（図 20）。術後の PSA 再発症例には 66 Gy/33 分割/6.6 週間の総線量を採用している施設が多い。IMRT が導入される以前は振り子照射法など工夫をして 72 Gy 以上かけていた。原体照射（MLC を使用した回転照射）では直腸線量を落とすことはできず適応にならない。
　前立腺癌はアンドロゲン依存性であることが多く，内分泌療法が有効であり，しばしば放射線治療と併用される。特に高リスク群では，2～3 年の長期の内分泌療法が推奨されている（JCO 23: 8176-8185, 2005）。T3 の前立腺癌には内分泌療法の併用が必要である。
　晩期有害事象として最も問題となるものは直腸出血である。子宮頸癌や直腸癌術前のような全骨盤照射ではないので，イレウスはまず起きない。

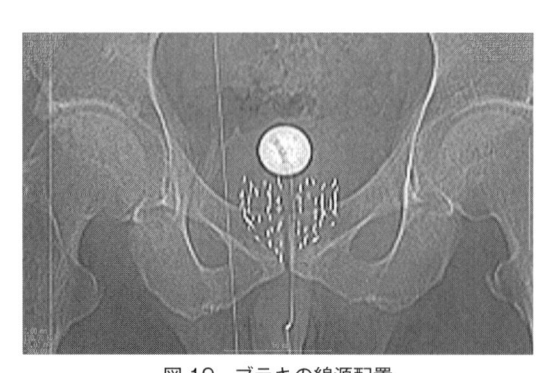

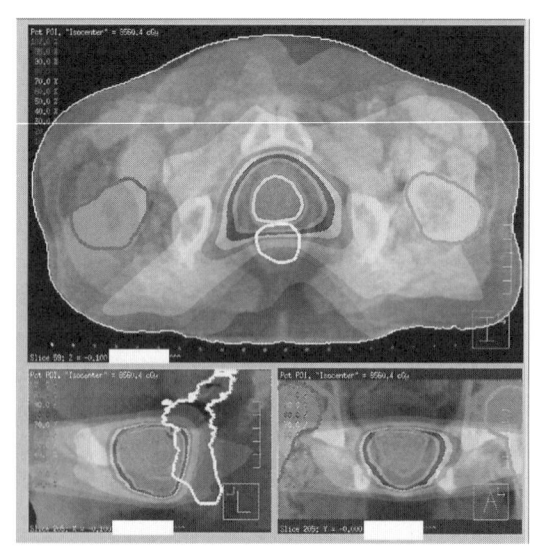

図 19　ブラキの線源配置　　　図 20　前立腺癌 IMRT の線量分布

## 2. 精上皮腫

**2008-23**　原発巣に根治的放射線治療が行われないのはどれか。1 つ選べ。

a．上咽頭癌　　　　　　　　　　　○
b．縦隔胚細胞腫　　　　　　　　　○
c．胃悪性リンパ腫　　　　　　　　○
d．精巣腫瘍　　　　　　　　　　　×
e．膀胱癌　　　　　　　　　　　　○

**解説**　リンパ節転移のない I 期精巣腫瘍の原発巣は高位精巣除去術（orchidectomy）によって切除する。pure seminoma の場合，切除後の腹部傍大動脈リンパ節への再発を予防するために放射線治療を施行する。この，予防照射では原発巣にはもちろん照射しないが，最近では骨盤内リンパ節も照射野から外すことが多い（図 21）（*IJROBP* 40: 455-459, 1998）。seminoma 以外の組織型が混ざっている場合はプラチナベースの化学療法が中心になる。

上咽頭癌は頭頸部癌の中でも放射線感受性が高く，原発巣・リンパ節転移共に根治的放射線治療が行われる。

縦隔の germinoma には放射線治療が非常に有効である。当然腫瘍部に照射される。

胃悪性リンパ腫は大きく，MALT リンパ腫と DLBCL（びまん性大細胞型 B 細胞リンパ腫）にわけられる。ピロリ菌の除菌に失敗した胃 MALT リンパ腫には根治目的の放射線単独治療が施行される。胃 DLBCL には R-CHOP 療法後に局所照射が施行される。ともに原発臓器である胃に照射する（図 22）。

放射線治療は浸潤性膀胱癌の治療において膀胱温存を目指した治療の重要な柱となりつつあるのが現状である。経尿道的腫瘍切除（TURBT）により可能な限り腫瘍切除を行った後に腎機能や全身状態に問題がなければシスプラチンを中心とする化学療法を同時併用する方法が推奨される。GTV（肉眼的腫瘍体積）は膀胱原発巣および転移リンパ節である。

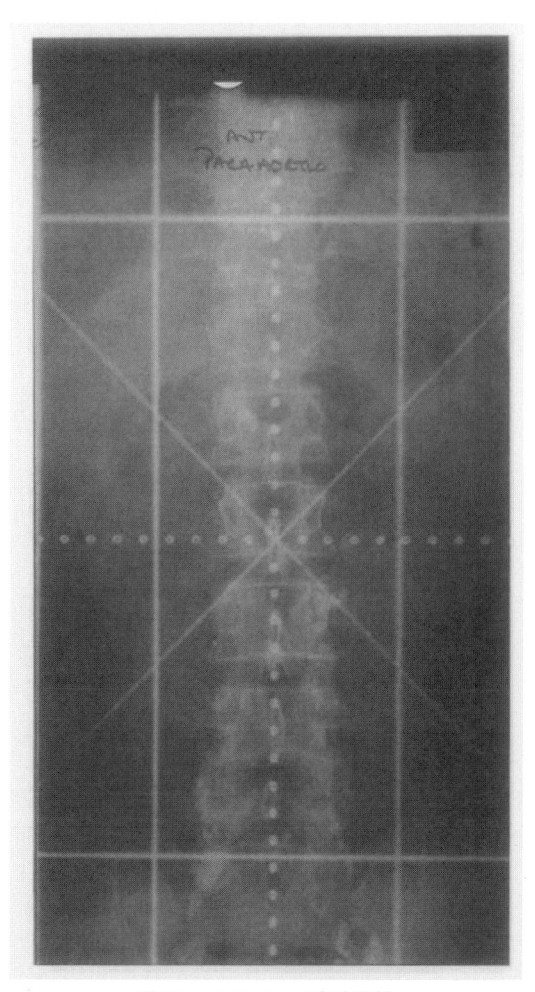

図 21　セミノーマ術後照射

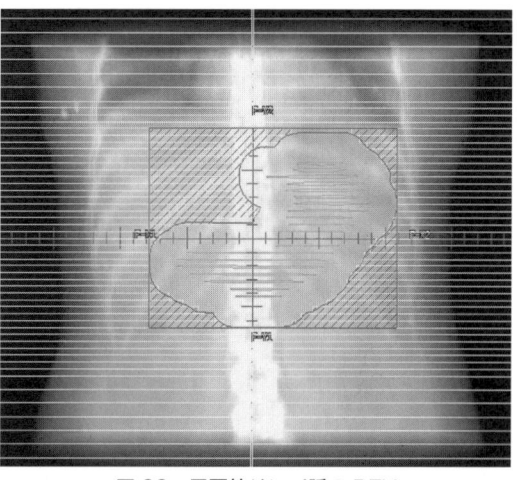

図 22　胃悪性リンパ腫の BEV

各論

**2010-89** 早期癌に対する根治的治療として放射線治療が第一選択にならないのはどれか。1つ選べ。

a．肺癌 ○
b．喉頭癌 ○
c．食道癌 ○
d．精上皮腫 ×
e．下咽頭癌 ○

**2010-100** 精上皮腫について正しいのはどれか。1つ選べ。

a．AFP が増加する。 ×
b．経陰嚢的切除術を行う。 ×
c．好発年齢は 10 歳代である。 ×
d．術後照射の標的は対側精巣である。 ×
e．術後照射の総線量は約 25 Gy である。 ○

**解説** 放射線治療が適応となるのは，主に I - II 期精巣上皮腫に対する術後照射である。
臨床上リンパ節転移のない I 期精巣上皮腫に関しては，経陰嚢的切除術ではなく高位精巣摘除術が標準手術療法である。

HCG は精巣上皮腫でも生産されるが α フェトタンパクは生産されることはないので，α フェトタンパクが血清中で上昇している場合は病理組織が精巣上皮腫でも非精巣上皮腫が混在していると判断する。

術後放射線治療を行う場合は照射範囲を傍大動脈領域に絞り，かつ総線量を 20 Gy/10 回まで減量するのが標準となりつつある。

好発年齢は 20〜40 歳である。

# F 婦人科

## 子宮頸癌

**2005-28** 子宮頸癌の根治的放射線治療で最も併用される抗がん剤はどれか。1つ選べ。

a．5-FU ×
b．イリノテカン ×
c．シスプラチン ○
d．アドリアマイシン ×
e．メトトレキサート ×

**2006-28** 子宮頸癌について正しいのはどれか。2つ選べ。

a．8～9週間かけて丁寧に放射線治療することで治療成績が向上した。 ×
b．HPVなどの感染者に多い。 ○
c．高線量率腔内照射法は低線量率に比べて生物効果が2～3倍高い。 ×
d．低線量率腔内照射よりも高線量率を用いる方が治りやすい傾向がある。 ×
e．放射線療法後の有害事象で直腸出血の方が膀胱出血より早く出る傾向がある。 ○

**2007-17** 腹部・骨盤部放射線治療に伴う有害事象で正しいのはどれか。2つ選べ。

a．小腸上部では大腸より起こりやすい。 ○
b．早期合併症として便秘がみられる。 ×
c．晩期合併症として腸閉塞がみられる。 ○
d．蛋白漏出性胃腸症になりやすい。 ×
e．副腎皮質ステロイド薬は著効を示す。 ×

**2007-26** 子宮頸癌の放射線治療で正しいのはどれか。1つ選べ。

a．腔内照射を行わなくても，良い成績が得られる。 ×
b．扁平上皮癌よりも腺癌の治療成績が良好である。 ×
c．晩期有害事象として約半数の症例に直腸出血がみられる。 ×
d．子宮頸癌の化学放射線療法ではシスプラチンが使用される。 ○
e．膀胱の晩期有害事象は，治療後1年以内に現れることが多い。 ×

**2008-22** 治療法と疾患の組合せで誤っているのはどれか。1つ選べ。

a．定位放射線照射 ―――――――――― 聴神経腫瘍 ○
b．化学放射線療法 ―――――――――― 食道癌 ○
c．温熱併用放射線療法 ―――――――― 軟部組織肉腫 ○
d．ヨウ素（$^{125}$I）組織内照射 ――――― 甲状腺癌 ×
e．高線量率イリジウム（$^{192}$Ir）腔内照射 ―― 子宮頸癌 ○

**2009-29** 子宮頸癌に対する化学放射線療法について誤っているのはどれか。1つ選べ。

a．Ib2期は化学放射線療法の適応である。 ○
b．化学放射線療法の薬剤としてはシスプラチンが最も用いられる。 ○

各論

　　c．化学療法は原則的に放射線治療と同時に行う。　　　　　　　　　　　　　　　　　○
　　d．化学放射線療法においては腔内照射を加える意義は少ない。　　　　　　　　　　　×
　　e．化学療法の併用は放射線治療単独に比べ急性期の有害事象は増加する。　　　　　　○

**2010-98**　子宮頸癌について**誤っている**のはどれか。1つ選べ。

　　a．傍大動脈リンパ節転移は遠隔転移に分類される。　　　　　　　　　　　　　　　　○
　　b．全骨盤照射と腔内照射の併用が根治的放射線治療である。　　　　　　　　　　　　○
　　c．腔内照射におけるA点は外子宮口を基準として算出される。　　　　　　　　　　　○
　　d．FIGO Ⅲ期では，同時化学放射線療法が標準治療である。　　　　　　　　　　　　○
　　e．腫瘍径の大きいFIGO Ⅰ-Ⅱ期では，術前化学療法後の手術が標準治療である。　　×

**解説**

　子宮頸癌の原因は扁平上皮癌だけでなく腺癌でもそのほとんど（約99％）がHPVが原因となっている。腺癌の方が扁平上皮癌より予後が不良である。腺癌の中でも腺扁平上皮癌や明細胞癌の予後が悪い。

　子宮頸癌の根治放射線療法では病期に関係なく腔内照射は必須である（表1）。ただし，副作用のリスクが上昇するため腔内照射施行当日に化学療法を併用するのは避けるべきである。高線量率でも低線量率腔内照射法でも効果や合併症のリスクは同等である（ただし，線量は調整する）。わが国では子宮RALSの線源としては高線量率のイリジウム（192-Ir）が用いられることが多い（図23）。これにより外来での施行が可能である。

　子宮頸癌に対する放射線治療では，全照射期間を8週未満で終わらせた方が，それ以上かかった場合よりも成績が良好であることが示されている。頭頸部癌や食道癌などの扁平上皮癌でも同様に治療期間を短くすることが局所制御率の上昇という点で重要である。

　FIGO病期分類の弱点の一つとして，予後因子である腫瘍径が反映されていないことがあった。ⅠB期の中でも最大腫瘍横径が4cmを境に予後が全く違うことが明らかになり，4cmを超えるものをⅠB2期，4cm以下のものをⅠB1期と分類するようになった。ⅠB2期は放射線単独療法では成績が不良なため，化学療法を同時に併用することが勧められる。第7版分類からは，ⅡA期もⅡA1期とⅡA2期に細分類されている。

　化学療法のレジメンとして最も汎用されているのが，weekly CDDP（シスプラチン）療法である。GOGグループなど世界的にはCDDP：40 mg/m$^2$/週の6回が最も採用されている。RTOGのように食道癌と同じくFP療法（5-FU＋CDDP）を採用しているグループもある。

　子宮頸癌におけるCRTは同時併用が必須である（図24）（*JCO* 18: 1606-1613, 2000）。Medical Research Council（UK）による計2,074症例のメタ解析で，根治RT前に導入化学療法を施行すると，RT単独に比べて逆に成績が悪化することが示された（*Eur J Cancer* 39: 2470-2486, 2003）。逐次投与法などは標準的ではない。同様に，根治手術前の術前化学療法も標準治療ではない。術後の補助療法が標準的である。

　CCRTではRT単独療法に比べ急性期も晩期も毒性は増加する。子宮頸癌の放射線治療にCDDPを同時併用するのは放射線の効果を高めるため（sensitizer）であるので，必然的に毒性も増加してしまう。CCRTを行うようになり，治療終了後の腸閉塞，腸穿孔，下血（便秘ではない），激しい腹痛などの晩期障害はRT単独で施行していた時代よりも増加している。急性期の毒性である，治療後半の下痢，悪心（放射線宿酔），白血球減少症なども化学療法の併用により増加する。

　RT後の有害事象として，直腸出血（通常治療終了後2年以内）の方が膀胱出血（3～5年目がピーク）より早い時期に出ることが多い（*Gynecol Oncol* 15: 42-47, 1983. & *Cancer* 54: 235-246, 1984）。小腸上部（回盲部など）の方が大腸よりも耐容線量が低い。腸管穿孔好発部位も小腸が一番で次にS状結腸である。

　放射線による合併症にはステロイドはあまり有効ではない。下血に対してステロイドの座薬を

処方することはある。放射線腸閉塞や膀胱出血に有効な治療法はあまりなく高圧酸素療法などを行うこともある。

　放射線治療による腸管の合併症として蛋白漏出性胃腸症（血漿蛋白，特にアルブミンが消化管内に異常に漏れ出ることによって起こる低蛋白血症を主徴とする症候群）が起こりやすいということはない。

表1　病期と腔内照射の線量

| 進行期 | | 外部照射(Gy) | | 腔内照射(Gy／回，A点線量) |
|---|---|---|---|---|
| | | 全骨盤 | 中央遮蔽 | |
| I | | 0 | 45～50 | 29／5 |
| II | 小 | 0 | 45～50 | 29／5 |
| | 大 | 20 | 30 | 23／4 |
| III | 小～中 | 20～30 | 20～30 | 23／4 |
| | 大 | 30～40 | 20～25 | 15／3～20／4 |
| IV A | | 30～50 | 10～20 | 15／3～20／4 |

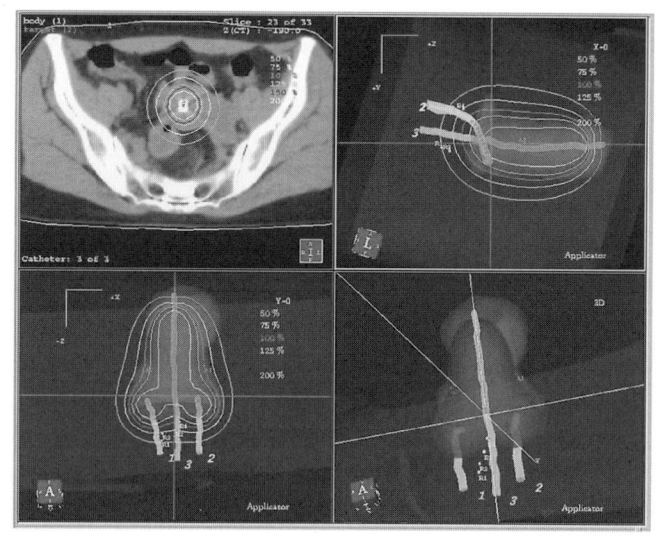

図23　ラルス線量分布

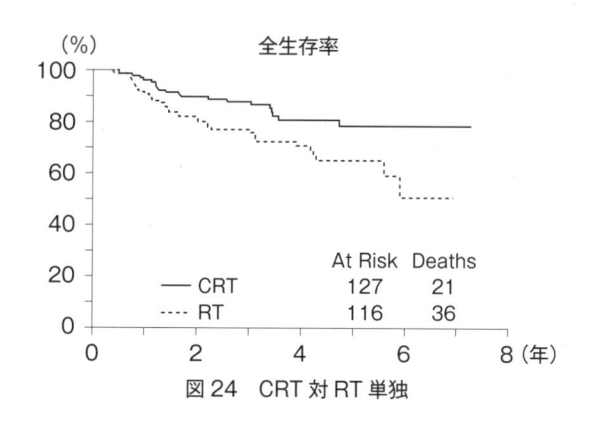

図24　CRT対RT単独

各論

# G 血液・リンパ

## 悪性リンパ腫

**2005-21** 非 Hodgkin リンパ腫の予後因子 International Prognostic Index（IPI）で誤っているのはどれか。1つ選べ。

a．年齢 ○
b．血清 LDH ○
c．病期 ○
d．節外病変の数 ○
e．血清アルブミン ×

**2006-30** 白血病に準じた治療指針をとるのはどれか。1つ選べ。

a．Hodgkin リンパ腫 ×
b．びまん性大細胞型 B 細胞リンパ腫 ×
c．リンパ芽球リンパ腫 ○
d．辺縁帯 B 細胞リンパ腫 ×
e．未分化大細胞リンパ腫 ×

**解説** ホジキンリンパ腫（HL）以外の悪性リンパ腫は（ホジキンリンパ腫の予後は良好である）予後によって，Highly aggressive 型（無治療の場合予後が日単位），Aggressive 型（無治療の場合予後が月単位），Indolent 型（無治療でも予後が年単位）に分けられる。MALT リンパ腫やグレード 1～2 の濾胞性リンパ腫（FL）は Indolent 型に，グレード 3 の濾胞性リンパ腫や DLBCL（びまん性大細胞型 B 細胞リンパ腫）は Aggressive 型，バーキットリンパ腫（BL）やリンパ芽球リンパ腫（LBL）の一部が Highly aggressive 型に分類される。いずれも未分化なリンパ系細胞に由来する稀なリンパ腫であり，骨髄浸潤が高度な場合は急性リンパ球性白血病（ALL）としての病像を呈する。小児や若年成人に多く，急速に進行し，悪性度が高いが化学療法に対する感受性は高い。適切な治療によって治癒する可能性がある。近年では小児 ALL に準じた，治療強度が高い多剤併用化学療法や造血幹細胞移植を併用した大量化学療法が試みられ，良好な成績を得ている。

IPI は 1993 年に発表されたリスク群分類（Low risk 群，Low-intermediate risk 群，High-intermediate riak 群，High risk 群）である。NHL のデータベースの解析から，中高悪性度 NHL を対象に予後因子として年齢（>60 歳）・全身状態（>PS1）・臨床病期（>Ⅱ期）・LDH（>正常範囲）・節外病変数（>1）が挙げられ，保有する因子数に応じて分類される。予後良好群は上記の予後不良因子が 0 または 1 個しか有しないものである。

Extra-nodal の e，Age の a，LDH の l，PS の p，Stage の s をつなげて「いいアルプス」(e) (a) (l) (p) (s) と覚えるとよい。

# H　内照射療法

**2010-85**　内照射療法に用いられる放射性同位元素はどれか。2つ選べ。

a．Tc-99m　　　　　　　　　　　　　　　　　　　　　　　　　　×
b．I-131　　　　　　　　　　　　　　　　　　　　　　　　　　　○
c．Sr-89　　　　　　　　　　　　　　　　　　　　　　　　　　　○
d．I-125　　　　　　　　　　　　　　　　　　　　　　　　　　　×
e．Tl-201　　　　　　　　　　　　　　　　　　　　　　　　　　×

**解説**　　Tc-99m は骨シンチ検査などで用いられる。
　　　　I-131 はバセドウ病や甲状腺分化癌の術後の内容療法に用いられる。
　　　　Sr-89（メタストロン）は骨転移による疼痛に有効で，静脈内に投与される。
I-131 と Sr-89 は，共に $\beta$ 線を治療に利用している。
I-125 は前立腺癌に対する密封小線源永久挿入療法（ブラキ）に用いられる。
Tl-201 はタリウムシンチ検査に用いられる。
その他，ゼヴァリンも内照射療法の代表である。

各 論

# I 緩和照射

## 1. 脳転移

**2007-29** もっとも予後の良いと思われるのはどれか。1つ選べ。

a. 多発脳転移, 頭蓋外病変あり, 全身状態良好, 65歳以下 ×
b. 多発脳転移, 頭蓋外病変なし, 全身状態不良, 65歳以上 ×
c. 単発脳転移, 頭蓋外病変あり, 全身状態良好, 65歳以下 ×
d. 単発脳転移, 頭蓋外病変なし, 全身状態不良, 65歳以上 ×
e. 単発脳転移, 頭蓋外病変なし, 全身状態良好, 65歳以下 ○

**解説** 脳転移の予後予測評価としては, 米国の recursive partitioning analysis (RPA) がある (*IJROBP* 37: 745-751, 1997)。予後良好群は年齢65歳未満の全身状態良好 (K-PS≧70%) かつ頭蓋外活動性病変がない症例, 予後不良群は全身状態不良例, 中間群はその他の症例である。全脳照射による各群の中間生存期間はそれぞれ7.1ヵ月, 2.3ヵ月, 4.2ヵ月であった。

## 2. 骨転移

**2005-29** 骨転移の放射線治療において誤っているのはどれか。1つ選べ。

a. 8 Gy/1回 ○
b. 20 Gy/5分割 ○
c. 30 Gy/10分割 ○
d. 40 Gy/10分割 ×
e. 50 Gy/25分割 ○

**解説** 1回線量4 Gyで10回, 計40 Gyはかけすぎである。1回線量4 Gyであれば, 計5回が緩和照射の線量としては標準的である。また, 総線量40 Gyかけたいのであれば, 1回線量は2 Gyに落とすべきである。

肋骨など非荷重骨であれば総線量50 Gy/25分割も許されるが, 骨盤骨や椎体骨などの荷重骨に対してはややかけすぎになってしまう。荷重骨に50 Gyまでかけると約10%ほどで照射による医原生骨折が起こるからである。

短期的な疼痛緩和効果は8 Gy/1回, 20 Gy/5分割, 30 Gy/10分割, 40 Gy/20分割どのレジメンでも変わりない。ただ, 8 Gy/1回, 20 Gy/5分割の低線量群では再照射の必要性が増えてしまう。患者負担の面からも予後が半年厳しいと判断した場合には積極的に8 Gy/1回照射を施行することが許される。食道癌や膵臓癌の骨転移がこれに当たる。逆に, 進行の遅い癌 (乳癌, HCC, 甲状腺分化癌) や予後が期待できる (他の臓器に転移がないなど) 症例に対しては30 Gy/10分割や40 Gy/20分割などの高線量が勧められる。ゾメタ注射などのビスホスホネート製剤の併用も考慮するべきである。

## 3. 緊急放射線治療

**2007-28** 悪性腫瘍による下記の症状で緊急放射線治療の適応でないのはどれか。2つ選べ。

a．脳腫瘍（神経膠腫）による片麻痺　　　　　　　　　　　　　　　　　　　　　×
b．肺小細胞癌による上大静脈症候群　　　　　　　　　　　　　　　　　　　　　○
c．転移性脊椎腫瘍による脊髄横断不全麻痺　　　　　　　　　　　　　　　　　　○
d．非小細胞肺癌の癌性胸水による呼吸困難　　　　　　　　　　　　　　　　　　×
e．神経芽腫のびまん性肝転移による呼吸困難　　　　　　　　　　　　　　　　　○

**2008-24** 緊急照射の適応はどれか。2つ選べ。

a．食道癌瘻孔　　　　　　　　　　　　　　　　　　　　　　　　　　　　　　×
b．肝細胞癌破裂　　　　　　　　　　　　　　　　　　　　　　　　　　　　　×
c．腫瘍性脊髄麻痺　　　　　　　　　　　　　　　　　　　　　　　　　　　　○
d．上大静脈症候群　　　　　　　　　　　　　　　　　　　　　　　　　　　　○
e．転移による病的骨折　　　　　　　　　　　　　　　　　　　　　　　　　　×

**解説**　腫瘍性脊髄麻痺 MESCC（図 25）に対しては，緊急の対応が必要である。とりあえず簡単に開始できるステロイドを投与するべきである。運動機能改善のためには 24 時間以内の治療開始が重要であるが，まずは手術により脊髄圧迫を取り除くかを考慮するべきである。年齢や骨転移の広がりや原病の進行度により手術適応がないと判断された場合は緊急照射の適応である。線量としては，運動機能改善という観点からは 8 Gy 単発と 30 Gy/10 分割に違いはない。

SVC 症候群とは上大静脈の閉塞により，頭頸部などの上半身に静脈鬱滞がみられる疾患群をいう（図 26）。原因としては，悪性腫瘍，中でも肺癌がほとんどを占め，悪性リンパ腫などの縦隔腫瘍がこれに続く。急速に進行する呼吸困難および顔面・上肢の浮腫症状の改善が放射線療法の目的である。治療成績は，症状改善は非小細胞肺癌で 80％，小細胞肺癌で 90％，悪性リンパ腫で 95％ の患者に得られる。特に放射線感受性の高い SCLC や悪性リンパ腫による SVC 症候群の場合は緊急照射によって早期の症状改善が期待できる。

新生児神経芽腫では肝転移が巨大で肝破裂あるいは呼吸不全で致命的になることが知られている。この肝転移に対し，緊急放射線治療が適応となる。1 日 1 回 1 Gy を照射し，総線量 5 Gy で肝は縮小し，緊急事態を脱することがある。

転移による病的骨折も照射によって治るものではない。照射によって骨折後の疼痛を緩和できるのみである。急いで RT を開始する必要はない。

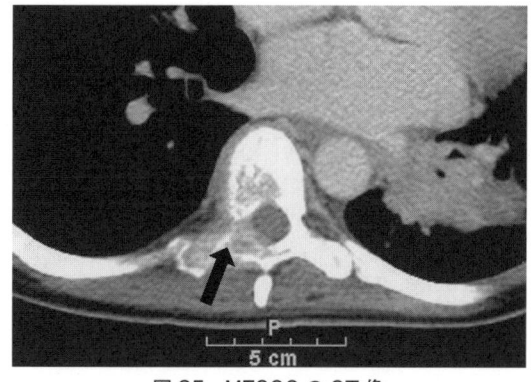

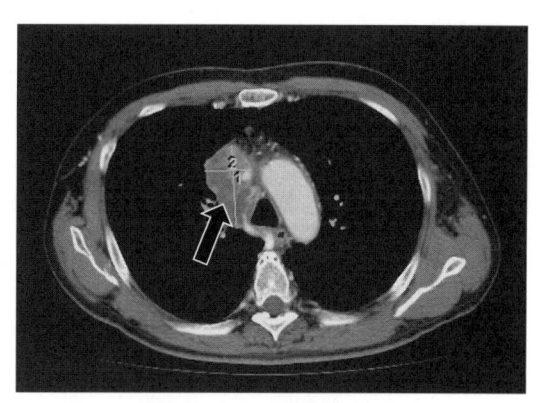

図 25　MESCC の CT 像　　　　　　　　　　図 26　SVC 症候群の CT 像

## 各論

　食道癌の瘻孔が緊急照射で改善する可能性はない。カバー付きの金属ステントで瘻孔をふさいでしまうのが最良の策である。むしろ照射後の副作用として食道瘻孔が形成されるリスクがある。

　HCC の破裂後に照射する適応はない。

　NSCLC の癌性胸水による呼吸困難に緊急 RT しても症状は改善しない。経皮的にドレナージするのがよい。悪性胸水の原因は悪性腫瘍の胸膜播種であるが，その播種巣の場所が同定できることは少ない。胸膜全体に RT するわけにもいかず，緊急でなくても癌性胸水に RT するということはまずない。

　脳グリオーマによる片麻痺に対しても緊急 RT の適応はない。緊急治療としてはステロイドやグリセオールの投与を考慮するくらいである。緊急手術の適応はあるかもしれない。組織診断も兼ねて外科的に切除して，必要ならば（グレード 3 以上など）術後に RT するのが標準的である。

# J 良性疾患

**2005-30** ケロイドの放射線治療で正しいのはどれか。1つ選べ。

- a. 切除前に10 Gy程度照射する。 ×
- b. 切除直後から20 Gy程度照射する。 ○
- c. 切除2週間後から40 Gy程度照射する。 ×
- d. 切除4週間後から30 Gy程度照射する。 ×
- e. 切除後は慎重な経過観察を行い，再発時に50 Gy程度照射する。 ×

**2006-19** 良性疾患の放射線治療のうち，免疫抑制効果が関与しているのはどれか。1つ選べ。

- a. デスモイド ×
- b. 下垂体腺腫 ×
- c. 血管腫 ×
- d. 甲状腺眼症 ○
- e. 動静脈奇形 ×

**2007-30** 放射線治療の適応となるのはどれか。2つ選べ。

- a. 爪白癬 ×
- b. 多毛症 ×
- c. ケロイド ○
- d. 甲状腺眼症 ○
- e. アトピー性皮膚炎 ×

**2009-18** 分割照射で標準的投与総線量が最も少ないのはどれか。1つ選べ。

- a. 前立腺癌根治治療 ×
- b. 食道癌化学放射線療法 ×
- c. 悪性膠芽腫術後照射 ×
- d. ケロイド術後照射 ○
- e. 脳転移全脳照射 ×

**解説**

ケロイド術後RTの線量は15〜25 Gy程度である。3 Gy×4回や4 Gy×3〜4回などが多い。ケロイド切除当日か遅くても翌日から電子線照射を開始する。ケロイドは皮膚再生のturn overが過剰亢進しているため，瘢痕が肥厚してしまう病態である（図27〜29）。切除後にRTすることによりturn overがゆっくりになり，肥厚することなく綺麗に皮膚が再生する。したがって，切除前や術後再発時に照射しても意味がない。良性疾患であり，照射後も長期に生存するため2次発がんの問題はあるが，ケロイド照射後の2次発がん発生の報告は現在のところない。

自己免疫疾患と考えられている甲状腺眼症に対してもRTが有効である。治療により外眼筋肥厚と軟部組織の浮腫が軽減され，その結果として他の諸症状（眼球突出，角膜障害，視力障害）が改善する。RTはリンパ球浸潤に対して奏功（リンパ球を破壊して眼窩症の発現機構を抑制）かつ繊維芽細胞からのムコ多糖類の放出を抑制することによって有効である。通常ステロイドを併用する。

各 論

　その他には，血管腫や脳動静脈奇形（AVM）も放射線の適応がある良性疾患である。

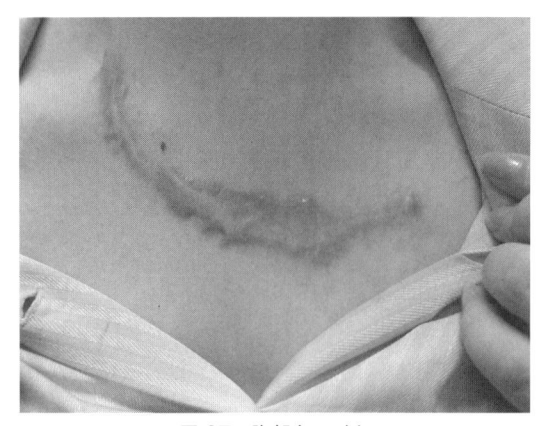

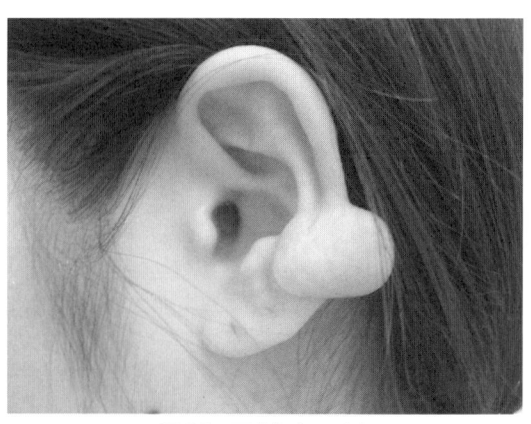

図27　胸部ケロイド

図28　耳介部ケロイド

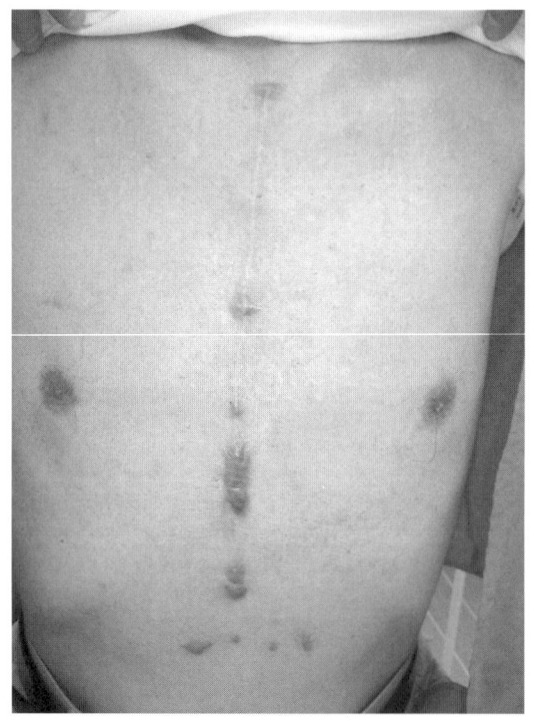

図29　腹壁ケロイド

# K 治療計画

## 強度変調放射線治療（IMRT）

**2006-17** 強度変調放射線治療（IMRT）について誤っているのはどれか。2つ選べ。

a．マルチリーフコリメータを用いる方法が一般的である。 ○
b．肺癌において臨床的に有用とされている。 ×
c．治療前の精度管理が重要であり，治療前にファントムを用いた線量検証が望まれる。 ○
d．逆方向計画法などの治療計画装置に装備されている特殊な計算ソフトを用いることが多い。 ○
e．1日1回2Gyより線量を増加した3Gy程度で行われることが多い。 ×

**2009-19** 強度変調放射線治療（IMRT）の良い適応疾患はどれか。2つ選べ。

a．上咽頭癌 ○
b．早期声門癌 ×
c．非小細胞肺癌 ×
d．子宮頸癌 ×
e．前立腺癌 ○

**解説**　IMRTの対象疾患の縛りは2010年4月以降なくなったが，それまで保険適応だったのは頭頸部癌と前立腺癌（それと中枢神経疾患）のみであった。IMRTの最大のメリットはPTV（計画標的体積）線量を維持したまま，OARを避ける（線量を抑える）ことである。IMRTを用いることで照射野を内側に凸な形にもできるようになった。前立腺癌の場合は主に直腸線量（図30）を，上咽頭癌（図31）では主に脳幹部ならびに脊髄線量（可能ならば唾液腺の線量も）を耐容線量以下に抑えるためにIMRTを用いる。

　IMRTの治療計画は逆方向計画法（inverse planning）という最適化を行って，コンピュータに指示した線量制限に合わせて，できるだけそれを満足するように照射方法を調整する。コンピュータが指示してきた照射野と線量で実際に計画通りの線量分布が得られるかを実際の治療実施前にファントム（図32）やフィルム法を用いて検証する必要がある。MLC（multi-leaf collima-

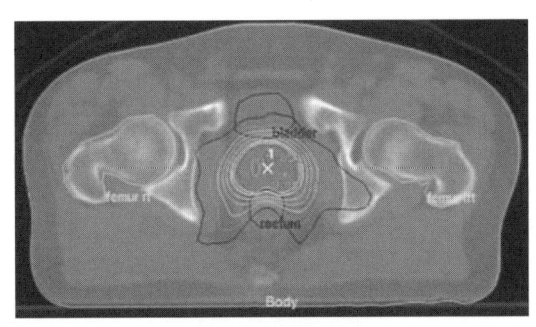

図30　前立腺癌 IMRT

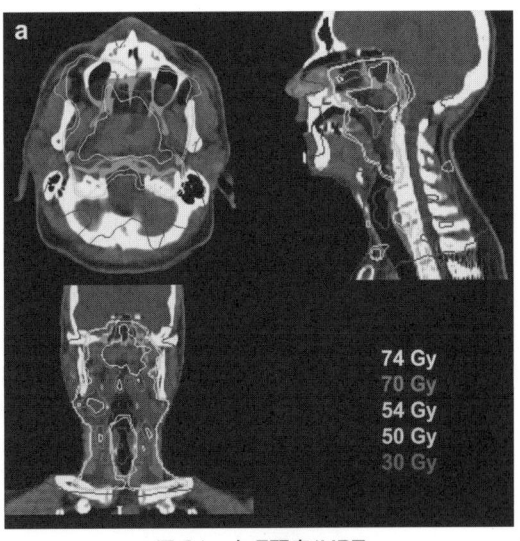

図31　上咽頭癌 IMRT

tor；多分割コリメータ）（図33）を駆使して，照射してはいけない部位には限りなく少ない線量ですむよう計画される．IMRTでも1回線量は通常分割照射法と同じ線量を用いることが多い．頭頸部癌でも前立腺癌でも1回線量は1.8〜2 Gyを用いることが多い．

　早期声門癌も頭頸部癌ではあるが，頸部リンパ節転移頻度が非常に稀なため予防的な頸部リンパ節への照射が不要で，局所だけに照射すればよいのでIMRTは必要ない．通常1辺が5〜6cm程度の四角い照射野で十分である．欧米では，ここ最近になって切除不能NSCLCに対する根治CCRTにおいてIMRTを積極的に使用してきている（*IJROBP* 60: 741-747, 2004. & *Radiother Oncol* 87: 17-23, 2008）．肺野と食道粘膜の高線領域を減らすことが目的である．子宮頸癌に対しては小腸線量を抑えるためにIMRTを用いることもある（特に傍大動脈リンパ節転移が陽性な場合など．*IJROBP* 51: 261-266, 2001）．ただし，これらの疾患に対してIMRTが使用される頻度は今のところ咽頭癌や前立腺癌に比べるとはるかに低い．

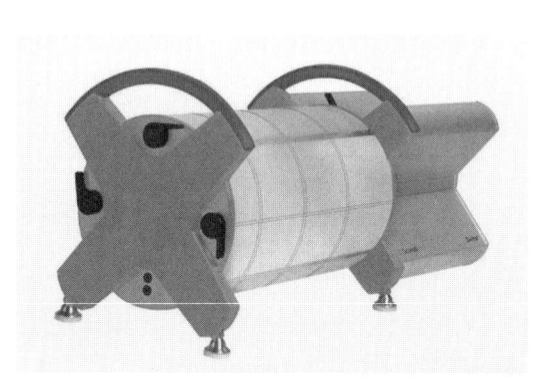

図32　ファントム

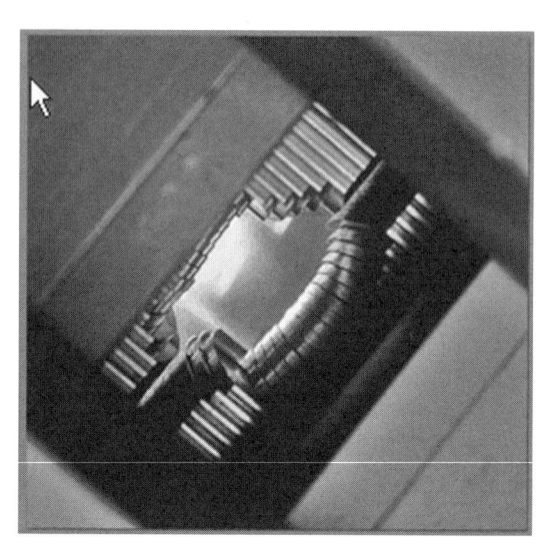

図33　MLC

# L その他

## 放射線治療の適応

**2007-18** 放射線治療の適応として**不適当**なのはどれか。2つ選べ。

a．直腸癌の局所再発。膀胱，仙骨神経叢に浸潤。疼痛，血尿を認める。遠隔転移なし。　　　　　　○
b．食道癌の術後。両側の癌性胸膜炎で再発。両側に血清胸水を認めるが，他遠隔転移なし。　　　　×
c．切除不能膵臓癌。腹膜播種，多発肝転移を伴う。全身状態は良いが心窩部痛はモルヒネでコントロール困難。　　　　　　　　　　　　　　　　　　　　　　　　　　　　　　　　　　　　　　　　　○
d．喉頭癌 T1N0M0。放射線治療を本人と家族に説明した。家族は放射線治療に積極的であるが，本人は手術を希望し，放射線治療を拒否している。　　　　　　　　　　　　　　　　　　　　　　×
e．径3cm腹壁皮下の腫瘍を切除したところ組織診は脂肪肉腫であった。肉眼的な残存は無いが，良性腫瘍を前提として切除したため切除断端は5mm以内であった。　　　　　　　　　　　　　○

**解説**　直腸癌の局所再発病変が膀胱，仙骨神経叢に浸潤し疼痛，血尿の症状に対しては，症状緩和目的での放射線治療（30 Gy/10分割など）のよい適応である。原発巣による症状緩和目的には直腸腔内照射を用いることもある。

脂肪肉腫術後で，切除断端が5mm以内の場合（多くの場合，病理の術中迅速診断を待って拡大切除術を施行するが）は，再発予防目的に術後に何らかの補助療法が必要である。高悪性度脂肪肉腫では非拡大手術後に術後照射なしでは局所再発率が約半数に及ぶという報告もある（*Cancer* 113: 1649-1656, 2008）。

# 和文索引

## ア
| | |
|---|---|
| 悪性リンパ腫 | 78 |
| 悪性膠芽腫 | 49 |
| 亜致死傷害 | 10, 14 |
| アポトーシス | 10 |
| 安全管理 | 42 |

## イ, ウ, オ
| | |
|---|---|
| 医療被ばく | 42, 43 |
| ウェッジフィルター | 52 |
| 温熱療法 | 7, 13 |

## カ
| | |
|---|---|
| 回復 | 10 |
| 化学放射線療法 | 7 |
| 確定的影響 | 9, 27 |
| 確率的影響 | 9, 26 |
| 眼窩原発 MALT リンパ腫 | 52 |
| 間期死 | 28 |
| 間接効果 | 28 |
| 間接電離放射線 | 38 |

## キ
| | |
|---|---|
| 急性障害 | 5 |
| 急性全身被ばく | 20 |
| 強度変調放射線治療 | 52, 55, 85 |
| 緊急放射線治療 | 81 |

## ケ
| | |
|---|---|
| 計画標的体積 | 3 |
| ケロイド | 83 |
| 原子核 | 33 |

## コ
| | |
|---|---|
| 高 LET 放射線 | 10 |
| 膠芽腫 | 49, 50 |
| 口腔腫瘍 | 52 |
| 甲状腺癌 | 52 |
| 甲状腺眼症 | 83 |
| 骨転移 | 80 |

## サ
| | |
|---|---|
| 再酸素化 | 9, 15 |
| 再増殖 | 9 |
| 再分布 | 10 |
| 細胞死 | 10 |
| 細胞周期 | 20 |
| 酸素効果 | 15 |

## シ
| | |
|---|---|
| 耳下腺癌 | 52 |
| 子宮頸癌 | 75 |
| 自然放射線 | 44 |
| 脂肪肉腫 | 87 |
| シリアル臓器 | 4 |
| 重粒子線 | 11 |
| 術中照射 | 68 |
| 上咽頭癌 | 52, 55 |
| 上顎癌 | 54 |
| 小細胞肺癌 | 56 |
| 照射後細胞の回復 | 14 |
| 上大静脈症候群 | 81 |
| 食道癌 | 66 |
| 神経膠腫 | 49 |

## ス, セ
| | |
|---|---|
| 髄芽腫 | 49 |
| 膵臓癌 | 68 |
| 精上皮腫 | 72 |
| 生物影響の分類 | 26 |
| 生物学的効果比 | 11 |
| 声門癌 | 52 |
| 切除不能非小細胞肺癌 | 57 |
| 潜在致死傷害 | 14 |
| 全中枢神経系照射 | 49 |
| 全脳全脊髄照射 | 50 |
| 前立腺癌 | 70 |
| 線量限度 | 41 |
| 線量率効果 | 18 |

## ソ
| | |
|---|---|
| 早期喉頭癌 | 52 |
| 早期非小細胞肺癌 | 59 |
| 相同 DNA 組み換え修復 | 27 |
| 組織荷重係数 | 9 |

## タ
| | |
|---|---|
| 胎内被ばく | 30 |
| 退出基準 | 42 |
| 耐容線量 | 25 |
| 単位 | 34 |

## チ
| | |
|---|---|
| 中枢神経悪性リンパ腫 | 49 |

直接電離作用 ……………………………… 37
直腸癌 …………………………………… 87
直列器官 …………………………………… 4
治療可能比 ……………………………… 44

**テ，ト**

定位放射線照射 ………………………… 49
低 LET 放射線 …………………………… 10
低酸素細胞増感剤 ……………………… 20
デモゾロマイド ………………………… 49
電磁波 …………………………………… 37
頭頸部癌 ………………………………… 52

**ナ，ニ，ノ**

内照射療法 ……………………………… 79
内的標的体積 …………………………… 3
肉眼的腫瘍体積 ………………………… 3
乳癌 ……………………………………… 62
脳転移 …………………………………… 80
脳腫瘍 …………………………………… 49

**ハ，ヒ**

白血病 …………………………………… 78
パラレル臓器 …………………………… 4
晩期合併症 ……………………………… 5
晩発障害 ………………………………… 5
非小細胞肺癌 …………………………… 57
非相同末端結合 ………………………… 28
皮膚の障害 ……………………………… 31
非ホジキン（Hodgki）リンパ腫 ……… 78
標的体積 ………………………………… 3

**フ，ヘ**

ブラッグピーク ……………………… 14, 21
分子標的薬剤 …………………………… 7
並列器官 ………………………………… 4
ベルゴニー・トリボンドの法則 ……… 24

**ホ**

放射線荷重係数 ………………………… 9
放射線感受性 ……………………… 20, 23, 25

放射線治療に影響を与える因子 ……… 9
放射線治療に使用される核種 ………… 39
放射線治療の適応 ……………………… 87
放射線の種類と性質 …………………… 37
放射線補助薬 …………………………… 19
放射線防護剤 …………………………… 20
ホジキン（Hodgkin）リンパ腫 ……… 78

**ユ**

有害事象の予測 ………………………… 4

**リ**

粒子線治療 ……………………………… 60
臨床標的体積 …………………………… 3

# 欧文・数字索引

biological effective dose（BED）……… 4
Bragg peak ………………………… 14, 21
clinical target volume（CTV）………… 3
DNA の一本鎖切断 ……………………… 28
DNA の二本鎖切断 ……………………… 27
DNA 合成期 ……………………………… 28
DNA 損傷と修復 ………………………… 27
gross tumor volume（GTV）…………… 3
internal target volume（ITV）………… 3
LET ……………………………………… 32
LQ モデル ……………………………… 4, 11
planning organ at risk volume（PRV）… 3
planning target volume（PTV）……… 3
RBE ……………………………………… 11
time dose fractionation（TDF）……… 4, 11
X 線 ……………………………………… 34
X 線の 3 大効果 ………………………… 36
4 つの R ………………………………… 9

©2011　　　　　　　　　　　　　第1版発行　2011年5月10日

## 放射線科専門医試験のための
## 知っておきたい放射線治療学―基礎と臨床―　（定価はカバーに表示してあります）

|検印省略|

著者　　　山下英臣
発行者　　服部治夫
発行所　　株式会社 新興医学出版社
〒113-0033　東京都文京区本郷6丁目26番8号
電話　03(3816)2853　　FAX　03(3816)2895

印刷　大日本法令印刷株式会社　　ISBN 978-4-88002-718-0　　郵便振替　00120-8-191625

・本書の複製権・上映権・譲渡権・公衆送信権（送信可能化権を含む）は株式会社新興医学出版社が保有します。
・JCOPY〈(社)出版者著作権管理機構　委託出版物〉
本書の無断複写は著作権法上での例外を除き禁じられています。複写される場合は、そのつど事前に、(社)出版者著作権管理機構（電話 03-3513-6969、FAX 03-3513-6979、e-mail：info@jcopy.or.jp）の許諾を得てください。